悪の巨星隊つ D・ロックフェラー

医学、医療は変わるか

船瀬 俊介
高村 剛

ICI

目　　次

1 フリーメイソンは、
　　近現代史のなかで何を行ってきたか（概略）

「魔王死す」直後に、EV シフト、サウジ政変
………………………………………… 高村 剛　14

石油王ロックフェラーの死で、
サウジでクーデター勃発……………… 船瀬 俊介　16
　ロックフェラーの死の直後、
　サウジでクーデター勃発 ……………………………　16
　欧州諸国が一斉に「EV シフト」宣言 ……………　18
　アメリカ独立宣言に署名した 56 人のうち
　53 人までがフリーメイソン ………………………　20
　魔王の死後、中国、ロシアが接近 ………………　22

フリーメイソンの象徴「プロビデンスの目」
………………………………………… 高村 剛　25

中世の西欧社会では、まだ石工組合でした
……………………………………………船瀬 俊介　26

※フリーメイソンとは　27

※フリーメイソンとは(船瀬俊介の注1)　29

※フリーメイソンとは(高村友人の注2)　29

※フリーメイソンとは(船瀬俊介の注2)　30

※フリーメイソンとは(高村友人の注3)　30

100年前にヤン・フスが宗教改革の先駆的活動を
………………………………………… 高村 剛　33

※カルヴァン派とは　33

※バプテスト派・再洗礼派　35

ピューリタンとは英国国教会分離派のこと
………………………………………… 高村 剛　37

※カトリック教会勢力を激しく攻撃した

　ロックフェラーの祖先のもう一つの理由　38

※キリスト教勢力は約700年かけて

　イベリア半島からムスリム勢力を追い払った　39

※「追放されたユダヤ人の子孫に市民権を与えよう」

　(2014年)　43

目 次 3

ロックフェラー家の現当主は、

ジョン・ロックフェラー４世……………高村 剛 44
　現在の当主ジョン・ロックフェラー４世は、
　アメリカ合衆国上院議員 …………………………… 44
　「双頭の悪魔」の世界支配は
　ロシア革命あたりから ……………………………… 45

英米を手に入れ、フランスを狙った……船瀬 俊介 47
　アメリカ合衆国初代大統領、国務長官、
　陸軍長官、最高裁判所長官も 　………………… 47
　英米を手に入れ、フランス革命を成功させた … 48
　アメリカの同志メイソンに自由の
　女神像を贈った ……………………………………… 49
　英国のメイソンが、同志ナポレオンの
　命を救った ……………………………………………… 51

医学、医療の体制を変え、支配していませんか
　………………………………………………高村 剛 53

2 医学・医療の変貌

生まれながらにして100人の名医を持っている
……………………………………船瀬 俊介 60
　医師は「自然治癒力」の邪魔を
　してはいけない ……………………………………… 60

100人の名医を消した勢力 …………………高村 剛 61
　「100人の名医」がいては困る勢力が消した …… 61
　医師が「自然治癒力」の邪魔をしている実例…… 62

「生気論」から「機械論」へ …………船瀬 俊介 64
　ヒポクラテスの言葉 ………………………………… 64
　ヒポクラテスの「生気論」vs
　ウィルヒョウの「機械論」………………………… 65
　　※ウィルヒョウ（編集者の注）68
　　※ウィルヒョウ（船瀬俊介の注）68
　悪魔的な薬物療法が医療独占 ……………………… 68
　薬漬けが続いている ………………………………… 69
　「命の"直感"に従え」ということです ………… 70

目　次　5

砂糖には覚せい剤と同じような作用がある
……………………………………………高村 剛　71

砂糖は全てを狂わす ……………………………………… 71

虫歯の原因は、糖分を破壊するための
PH 約 5.5 を下回る強酸 ……………………………… 73

砂糖、砂糖もの、糖質（炭水化物）を
制限する ……………………………………………… 75

ロスチャイルドとロックフェラーは双頭の悪魔
……………………………………………船瀬 俊介　77

アメリカの医療が、ドイツのアロパシー
（薬物療法）一色に ……………………………………… 77

アロパシーのみが現代医療となり、
とんでもないお金が必要になった ………………… 78

双頭の悪魔、ロスチャイルドとロックフェラー … 80

医師の地位を高めたのはロックフェラー？
……………………………………………高村 剛　81

3 ロックフェラーによる医学・医療の完全支配体制

全米医学校の調査責任者はフレクスナー
……………………………………………………船瀬 俊介 84
　アブラハム・フレクスナーがカーネギー
　教育振興基金に ……………………………………… 84
　予防注射、健康診断は、
　病気でなくてもお医者さんに行くシステム …… 86

国と地方が損をしてる日本の「国民皆保険」制度
………………………………………………高村 剛 87

全米医学校の調査責任者フレクスナーの企たくらみ
……………………………………………………船瀬 俊介 89
　医学教育を8年間に―― ………………………… 89
　米国の医学校は155校から31校へ、
　5分の1に ………………………………………… 90
　医学教育ハイジャックに着手 ………………… 91

フレクスナー3兄弟 …………………………高村 剛 93

目　次　7

ロックフェラー医学研究所が、
野口英世を医学界のスターに　……………………　93
外交問題評議会が
『フォーリン・アフェアーズ』誌を創刊　…………　94
ロックフェラー医学研究所長が、
弟に「フレクスナー・レポート」を書かせた　……　96
コールタールで癌が発生するという
山極勝三郎の研究を握りつぶした　………………　98

白衣の悪党・シモンズとフィッシュペイン
………………………………………　船瀬　俊介　100

バプテスト系の小さな大学で財政難に陥ったシカゴ大
学が、原子力爆弾、枯葉剤の研究開発に成功した
………………………………………　高村　剛　101
ロックフェラー大学となり、
23人のノーベル賞受賞者　…………………………　101
ジョン・ロックフェラーは、
ずうっと教会に収入の10％を寄付していた　……　102
「ゲイツ」は、バプテスト派の
牧師 Frederick Taylor Gates では？　……………　104

シカゴ大学で研究開発された原爆が、
広島と長崎に投下された ……………………………… 105
ベトナム戦争で使用された枯葉剤を
研究開発したのもシカゴ大学 …………………… 106
枯葉剤を製品化したモンサント社を
支えていたのはロックフェラー財団 ………… 107

4 現代医療は芯から腐敗している

必要のない検査、医薬品で医療費が爆発している
………………………………………… 船瀬 俊介 110

CT検査はX線撮影の300倍以上の被爆
………………………………………… 高村 剛 111

適応症と副作用がほとんど同じ精神安定剤
………………………………………… 船瀬 俊介 112

日本でも適応症と副作用がほとんど同じ精神病薬
………………………………………… 高村 剛 113

病院がストをすると死亡率が下がる… 船瀬 俊介 114

目　次　9

化学兵器マスタードガスを抗ガン剤に… 高村 剛 115
　マスタードガスは、発ガン物質でもあった …… 115
　マスタードガスを改良して抗ガン剤にした …… 116
　ガン治療、定期検診を受けない
　ほど長生きできる ……………………………… 118
　「3.11原発事故」の衝撃から「新発見。BLOG」
　を立ち上げた人がいた ………………………… 119
　インフルエンザウィルスの予測が的中する
　ことはほとんどない …………………………… 122
　血液抗体が、鼻、ノドから感染する
　インフルエンザウィルスに効くわけがない …… 122

5「クスリを飲まない」、「医者にかからない」
ロックフェラーを見習おう

ロックフェラー一族も英王室も
自然療法、ホメオパシー……………… 船瀬 俊介 126
　ロックフェラー一族は薬を飲まない ………… 126
　「ホメオパシーだけに頼ったため」とされている事故
　…………………………………………………… 128
　1分子も含まれていないから「ない」とは言えない
　…………………………………………………… 129

ホメオパシー病院の死亡率は 16.4％、

普通の病院の死亡率は 50％ ………………… 130

帯津三敬塾クリニックのホメオパシーの紹介 …… 132

英国王室のホメオパシーによる

健康管理は 100 年以上 ………………………… 134

フリーメイソンの功罪 ………………… 高村 剛 136

日本国憲法は、占領政策「民主化」時に成立 …… 136

南北戦争の廃棄物を日本に売り込む ………… 138

肥前藩がアームストロング砲を改良 ………… 139

函館五稜郭の戦いは、

旧幕府勢力を根こそぎ始末するため？ ………… 140

大切な時期に２年近くも留守にして

成果なしの岩倉使節団 ………………………… 142

フルベッキこそが明治維新の真の黒幕

………………………………… 船瀬 俊介 143

終戦後のフリーメイソンの爪跡………… 高村 剛 143

日本占領政策の大転換に反対した３人 ………… 144

ルーズベルト、ニューディーラはユダヤ人 …… 145

『アメリカの鏡・日本』（ヘレン・ミアーズ）…… 148

目　次　11

GS＝民政局の「民主化」占領政策は
きびしく非難され終焉を迎えた ……………… 150

ディビッド・ロックフェラー、英国王室は、
ホメオパシーを信頼している………… **船瀬 俊介** 152
　病院は病人の大量生産施設 ……………… 152
　ロックフェラーは薬を飲まず
　医者にもかからない ……………………… 153
　英国王室は、ほとんどがフリーメイソンで、
　専属のホメオパス医師がついている ……… 155

世界でのホメオパシーは？……………… **高村 剛** 156

モネ、ベートベン、リンカーンから、
ベッカム選手、ボルト選手まで……… **船瀬 俊介** 157
　リンカーン、ガンジー、
　クリントン、ブレア氏、 ………………… 157
　ウサイン・ボルト、ジョージ・ハリスン、
　ティナ・ターナー、マレーネ・デートリッヒ、
　エリザベス・テイラーも ………………… 158
　モネ、ルノワール、ベートベン、
　ショパン、ワーグナーも ………………… 160

「食べずに」「安静に」していると、
たいがいの病気は治ります …………………… 160
未来を救う第二の新しい医療「波動医学」 …… 162

フリーメイソンは、近現代史のなかで何を行ってきたか
（概略）

「魔王死す」直後に、EV シフト、サウジ政変 ———————— 高村 剛

　ディビッド・ロックフェラーが、101 歳で亡くなりました。

　2017 年 3 月 20 日のことです。

　船瀬さんはいち早く『魔王、死す』（ビジネス社）を上梓されました。

　101 歳まで長生きしたということは、有害な医薬品を服用しなかったということでしょう。系列子会社モンサント社の遺伝子組み替え食品も口にしなかったと言われています。

　ロックフェラー 3 代目の死亡直後に、電気自動車が表舞台に出てきました。ガソリンで動く自動車から電気で動く自動車へのシフト（EV シフト）は、拍子抜けするほど簡単でスムーズな感じがします。

　ディビッド・ロックフェラーの死──→ EV シフトを、最も鋭敏に受け止めたのは、石油大国サウジアラビアでした。

　EV シフトが全世界的に進行しても、石油で動く自動車がなくなるわけではないでしょう。しかし、激減することになります。サウジアラビアの石油の売れ行

1 フリーメイソンは、近現代史のなかで何を行ってきたか（概略）　15

きが鈍り、サウジアラビア経済が壊滅的に悪化します。

　サウジアラビアとしては、座して死を待つわけにはいきません。石油だけに頼って、王家だけが豊かに暮らす社会を変えていかなければなりません。

　だから、ムハンマド・ビン・ナーイフ皇太子が解任され、ムハンマド・ビン・サルマン国防相が皇太子に昇格、第一副首相となり、王位継承者にもなりました。

　同国防相は、皇太子になるやいなや、11人の王子とともに、大物実業家、現職閣僚ら数十人を逮捕しました。サルマン国王の勅命により、汚職を理由に、サウジアラビアの要人を一斉逮捕したのです。

　大規模な政変です。

　トランプ米大統領は、サルマン国王に電話をして「サウジアラビア現代化の動き」をたたえたとか、娘婿のクシュナー米大統領上級顧問がサウジアラビアにいて、ムハンマド皇太子を支持したというような話もあります。

石油王ロックフェラーの死で、
サウジでクーデター勃発 ──── 船瀬 俊介

ロックフェラーの死の直後、サウジでクーデター勃発

　ディビット・ロックフェラーの死によって、サウジで大規模なクーデターが勃発──そのことは、『魔王、死す！』（ビジネス社）で書いたとおりです。

　サルマン国王の息子のムハンマド皇太子（32歳）配下の汚職対策委員会が、元閣僚数十名、現職閣僚4名、王子11名を含む約200名の身柄を拘束しました。そのなかには、超富豪で投資家としても著名なワリード・ビンタラール王子、国家警備相のムトイブ王子（国家警備相を解任して拘束）も含まれています。

　汚職対策委員会は、サルマン国王の「国王令」によって設置されたばかりの機関です。今回摘発された汚職の合計額は、11兆2000億円に達するそうです。

　毎日新聞（カイロ支局 篠田航一 2017年11月20日）は、次のように報じています。

※

　　……17人が虐待され治療を受け、そのうち王子は6人。故アブドラ前国王の息子で、一時は、

次期国王候補に挙げられた王子のムトイブ前国家警備相も拷問を受けたという。また、自殺を図った王子もいる模様だ。

……世界的大富豪の投資家アルワリード・ビンタラール王子、2001 年、米同時多発テロの首謀者である国際テロ組織アルカイダの故ウサマ・ビンラディン容疑者の兄で、サウジ建設大手ビンラディン・グループの実業家バクル・ビンラディン氏も拘束された。

※

想像を絶する政変です。この大規模なクーデターの狙いは、「石油依存からの脱却」です。

莫大な石油利益に依存し、放蕩三昧に溺れていた旧勢力の中心メンバーを一掃し、石油だけに依存しないサウジにしていくということです。

もうひとつ、ブッシュ家と"お友達"のビンラディン一族を狙い撃ちにしている。それは、9・11 に関わった勢力の一掃を図っていると考えられます。

さらに、トランプ大統領誕生も関係している可能性があります。「アメリカ・ファースト！」のトランプ大統領は、石油王ロックフェラーのようにアラブ諸国の面倒を見て、石油利権を保証してくれる可能性はな

いからです。

欧州諸国が一斉に「EV シフト」宣言

　ディビット・ロックフェラーが死ぬと同時に、欧州諸国が一斉に「EV シフト」を宣言しました。「これからは EV すなわち電気自動車でいく」と宣言した。

　これは、宣言だけではない。ガソリン車、ディーゼル車、それに複数エネルギー源を組み合わせて走行するハイブリット車の販売までも禁止する。かれらは水面下で高性能 EV 車の開発を進めていたのです。そして、「魔王」の死とともに、石油で動くガソリン車、ディーゼル車、さらにはハイブリット車販売までも禁止にしたのです。

　「魔王」が生きているときには、「水で走る」エンジンを開発した在野の発明家スタンリー・マイヤーが殺されました。明かに毒殺であったにもかかわらず、地元警察は「病死」として処理してしまいました。殺害命令を下したのは、言うまでもなく石油王ロックフェラーでしょう。

　かつて GM は、高性能電気自動車インパクトの開発に成功し量産体制に入り、ユーザーの手に渡ったの

ですが、突然回収が通告されました。

　ユーザーの多くは怒り、一時は「電気自動車を守る市民運動」の様相を呈したのですが、警察が導入され、逮捕者が出たりする騒動のあと、鎮静化しました。

　このことはメディアで報道されませんでした。しかし、市民グループが「誰が電気自動車を殺したか」というタイトルのDVDで克明に告発しています。私は、そのDVDを見て、この非道な仕打ちを知ったのです。

　だからこそ、ほんとうに驚いたのです。ヨーロッパの国々が、ガソリン車、ディーゼル車、ハイブリット車の発売を禁止する法案が下院を通過したとか、政府決定として発表したとか、環境大臣が禁止すると発言したことを知ったときには、魔王ロックフェラー亡き後の世界の激変を実感したのです。

　ガソリン車、ディーゼル車、ハイブリット車の発売を禁止する時期についてはズレがあります。完全決定したものから、現時点では下院を通過しただけのものまでと、幅はありますが、次の国々で、ほぼ間違いなくガソリン車、ディーゼル車、ハイブリット車の発売は禁止になる見込みです。

　ノルウェー……2025年から禁止

オランダ………2025年から禁止

スウェーデン…2030年から禁止

ドイツ…………2030年から禁止

フランス………2040年から禁止

イギリス………2040年から禁止

　以上、地球から石油で走る車が消滅することが確定的になったのです。ハイブリッド車も禁止——これは明らかなトヨタのプリウス潰しです。これら激変に対して、日本の対応は世界で最も遅れています。日本沈没がカウントダウンになってきました。

アメリカ独立宣言に署名した56人のうち
53人までがフリーメイソン

　トランプ氏が、米国大統領に就任したのは2017年1月20日でした。

　フリーメイソンの言うことを聞かない、フリーメイソンの世界戦略に盾つく、初めてのアメリカ大統領の誕生です。

　合衆国という国は、独立したときから、バリバリのフリーメイソン国家でした。なにしろアメリカ独立宣

言に署名した56人のうち53人までがフリーメイソンの会員だったのです。その記録が、いまも残っています。

　いまでこそフリーメイソンというと、秘密結社だとか、闇の勢力といわれたりしていますが、当時はフリーメイソン会員になれたことは名誉なことであり、誇りだったのです。

　それは、まさに選りすぐりのエリートの証でした。

　アメリカ合衆国建国の父のベンジャミン・フランクリンなど、フリーメイソンの上級会員になることができたと、とても喜びました。彼は、印刷業で財をなし、『ペンシルベニア・ガゼット』という新聞を発行していた。その新聞にフリーメイソン最高位である「グランド・マスターに選ばれた」と、しっかり書いています。

　そんな格好でアメリカという国が誕生したのです。いわば国際秘密結社がつくった実験国家、それがアメリカという国の正体なのです。そして、240年以上経って、ようやくフリーメイソンの言うことを聞かないアメリカ大統領が誕生したわけです。

魔王の死後、中国、ロシアが接近

　日本は終戦後、懸命に働いて国土を復興し、経済も復興させて、世界第2位の経済大国にのしあがり、ほんの一瞬ですが世界一の経済大国にもなりました。

　それがいつのまにか、中国に追い抜かれてしまった。

　過去20年のGDPを見ると、中国は14倍、アメリカは2倍、英国も2倍、フランスも2倍、ドイツは1.4倍です。

　日本はというと、0.85倍です。先進国のなかで唯一マイナス成長なのです。

　日本は完全に中国に追い抜かれたわけです。

　中国経済の急成長については、いろんな要因があるようですが、最大の要因はフリーメイソンの狡猾な支配から免れることができた、ということでしょう。

　アヘン戦争は、フリーメイソンのフロント企業ともいうべきマセソン商会が、英国議会に強硬な圧力をかけて開戦に持ち込んだものです。

　それに毛沢東による中国革命により、中国は中国共産党一党独裁の共産主義の国になりました。その前にはロシア革命があって、レーニンがスイスから封印列

車に現金をいっぱい積み込んでロシアに戻り、ロシア
革命の仕上げをしました。

　レーニンはフリーメイソンのなかのイルミナティという結社の工作員でした。

　レーニンがスイスから封印列車で運んできた現金は、もちろんフリーメイソンの資金です。レーニンのあとを継いだスターリンは、フリーメイソンの頂点にいた人ですね。つまり、共産主義圏も資本主義圏もトップはいずれもフリーメイソンだった……。

　ロシア革命により、ロシアの庶民はたいへんな苦労をし、ロシア革命はよくないということに気づいた知識人の多くは殺されました。

　中国とロシアは、世界の2大社会主義国家であったわけです。ともにカール・マルクスの影響があった。そのマルクスは、大学にも研究所にも所属しないで、30年近くも大英図書館に通いつめて、せっせと著作に励みました。

　おかしいと思いませんか。

　結婚もしていながら、無収入で、30年近くも毎日大英図書館で著作に専念できたのは、フリーメイソンが資金援助をしていたからです。

　フリーメイソンの側からみれば、マルクスが魅力的

な「経済学・哲学」体系を打ち立て、それによってロシア、中国をはじめとして社会主義国家が建設され、東西冷戦構造に持ち込むことができた。まさに安い投資だったのです。

二項対立（二股戦略）というのは、フリーメイソンの得意技です。常套手段です。日本だと、倒幕派の薩摩藩と長州藩を英国のフリーメイソンが支援し、徳川幕府をフランスのフリーメイソンが支援するという格好です。

明治維新は、封建体制が打倒された革命だった……というのは、違いますね。そのような側面もありますが、本質は違います。

薩長土肥（薩摩藩、長州藩、土佐藩、肥前藩）が、徳川幕府を倒したということになっていますが、これもちがいます。ごく表面だけを見ればそうともとれますが、本質的にはフランス革命、ロシア革命、アメリカ南北戦争などと同じ「フリーメイソン革命」です。そう見るのが正確です。

フリーメイソンの象徴「プロビデンスの目」

高村 剛

　フリーメイソンというのは、もともとは石工の組合でしたね。だから、マークにコンパスと定規が描かれ、Gの文字が刻まれています。Gは、神（God。ゴッド）と幾何学（geometry。ジオメトリー）を表しているといわれています。

　もう一つの特徴的な図形が、プロビデンスの目（Eye of Providence）です。プロビデンスはキリスト教の摂理という意味で、神の全能の目（all-seeing eye of God）を意味しています。三位一体をあらわす三角形と一緒に使われることが多いようです。

　そのプロビデンスの目が、フリーメイソンの象徴とされています。

　アメリカの1ドル紙幣には、プロビデンスの目がはっきりと印刷されています。

　日本の千円札にも、プロビデンスの目があります。千円札を裏返して透かして見ると、野口英世の左目と富士山の頂上付近が重なって見えて、それが「プロビデンスの目」になっています。

　野口英世は、ロックフェラー財団の研究員として、

大きな貢献をしています。福島県の生家を「野口英世博士記念会」（現在は野口英世記念館）として保存したのは、ロックフェラー財団でした。

中世の西欧社会では、まだ石工組合でした
──────────── 船瀬 俊介

　中世の西欧社会で、王族諸侯が、宝物隠し部屋、秘密の通路、仕掛け罠などがいっぱいの宮殿、城塞などをつくりました。それを請け負った石工たちは、工事が完成すると、秘密を知っている自分たちが口封じのために殺されないように、設計図の写しを、石工組合に預けました。

　「俺たちの命を奪ったら、組合が敵の王国に設計図をばらすゾ！」というわけです。

　安全保障の担保、暗黙の脅しです。

　そのため、王族、貴族は、石工の命を奪っての口封じはできない。結局、秘密をばらさないという約束をさせて、代金を支払いました。

　もうひとつは、宮殿、城塞建造の特殊技術の秘匿です。特殊技術の情報は、石工たちにとって生命線です。その特殊技術を守るために、石工組合が秘密結社化し

たのです。

　最初の石工組合は、ギルド（職能組合）そのもので、彼らの集会所（ロッジ）は、居酒屋でした。

　そのネットワークが次第に拡大し、欧州全域におよび、秘密結社として隠然たる力を持つようになりました。

　そこに、ロスチャイルドやロックフェラーが、目をつけたわけです。

　以下は、国によっての呼び名で、すべてフリーメイソンです。

　　イギリス：Freemasonry（フリーメイソンリー）
　　フランス：Franc-maçonnerie（フランマソヌリ）
　　イタリア：Massoneria（マッソネリア）
　　ドイツ　：Freimaurerei（フライマウレライ）
　　ロシア　：Масонство（マソンストヴォ）

※フリーメイソンとは（高村剛が宗教に詳しい友人に
　聞いてまとめました）

　1717年、英国首都ロンドンにグランド・ロッジが建設された。

　1723年、フリーメイソン憲章が制定された。フリー

メイソン憲章には、「自由」「平等」「博愛」精神を礎に世界統一すると、はっきりうたわれている。

　1737年、ロンドンのキュー宮殿の「臨時ロッジ」で、イギリス王太子のフレデリック・ルイスが、フリーメイソンになった。以降イギリス王族男子はフリーメイソンに加入するのが一般的となり、英国王室とフリーメイソンの一体化が急速に進んだ。

　フレデリック・ルイスの長男ジョージ王子（後にジョージ3世）にはフリーメイソン加入の記録はないが、次男エドワード王子（ヨーク公）、三男ウィリアム（グロスター公）、四男ヘンリー（カンバーランド公）は、フリーメイソンに加入している。

　このあたりでは、フリーメイソンは石工の職能組合という面影すらも残していません。つまりは国際的な陰謀組織に変貌した。

　ロスチャイルド家の創始者ともいえるマイアー・アムシェル・ロートシルト（マイアー・ロスチャイルド）が、銀行家として成功し、宮廷ユダヤ人になったのは、18世紀後半です。

　それまで彼らは、神聖ローマ帝国の自由都市フランクフルトのゲットーに住んでいた。

ゲットーというのは、ユダヤ人を隔離して住まわせていた場所であり、貧困下の暮らしであった。

※フリーメイソンとは（船瀬俊介の注1）

初代マイアー・ロスチャイルドは30歳のとき、25箇条の「世界革命行動計画書」を作成しています。1773年、彼は12人の富豪を秘密会議に招集して、世界征服の具体戦略を作成したのです。

その極秘「計画」によれば、フリーメイソン内部に潜入し、それを乗っ取り、「ゴイム」（獣）である大衆を愚民化し、最終目標の世界政府を樹立する」と、はっきり書かれています。

※フリーメイソンとは（高村友人の注2）

銀行経営で大成功したマイアー・ロスチャイルドは、5人の息子を、フランクフルト、ウィーン、ロンドン、ナポリ、パリに配備し、それぞれに銀行をはじめとする郵便や鉄道などの事業をやらせて、そのすべてで成功しました。

ロスチャイルド一族は、1789年にはじまったフランス革命、そのあとのナポレオン戦争でも大儲けをしています。

1812 年にロスチャイルド家を大発展させたマイアー死去。

その後「5 人力を合わせて協調」というマイアーの遺訓を、5 人の息子はしっかり守り、緊密に素早く連絡を取り合い、世界が大きく揺れるたびに大儲けを重ねていった。

※フリーメイソンとは（船瀬俊介の注 2）

「私の息子たちが望まなければ、戦争が起きることはありません」。

これは 5 人の母グートレ・シュナッパーの有名な発言です。

言いかえれば、5 人兄弟が望めば、いつでも戦争を起こせたのです。

※フリーメイソンとは（高村友人の注 3）

101 歳で亡くなったディビット・ロックフェラー（1915 ～ 2017）は、ロックフェラー家 3 代目。初代がジョン・ロックフェラー（1839 ～ 1937）、2 代目がジョン・ロックフェラー 2 世（1874 ～ 1969）。

祖先はフランス系のユグノー＝改革派教会＝カルヴァン派でした。ユグノーは、フランス絶対王政の形

成維持と崩壊の両方で大活躍した結果、迫害された者は各国へと逃れ、逃れた国の経済を大発展させたのです。

ディビット・ロックフェラーの祖先は、ドイツへと逃れ、このときの姓はロッゲンフェルダー、その後にアメリカへと逃れてロックフェラーと改名している。

ロックフェラーはユダヤ人ではないという説があるが、これは、ロックフェラーの祖先がユグノー＝カルヴァン派であったことがらきているのかもしれない。

ロックフェラーの祖先は、カルヴァン派の信者のひとりというようなものではなく、カルヴァン派の高級幹部で、熱心に布教活動を行っていた。

ジャン・カルヴァンの片腕ともいえる存在だった。

そのロックフェラーの祖先は、カトリック教会およびカトリック教会勢力を激しく攻撃し、資産を強奪するようなこともやったようだ。

なぜそのようなことをやるようになったか？　それについては、2つの理由が考えられる。

一つは、カルヴァン派重鎮であったロックフェラーの祖先は、カトリック教会を敵視していた。

カトリック教会は、キリスト教がローマ国教になる

ことにより、世俗権力の大きな影響を受けて発展、変質していったという側面がある。

そのころは、聖書がそれほど流布されていなくて、字を読める人も少なかった。そのため、教会が聖書を独占し、キリスト教の教義を独占解釈することにつながっていった。

カトリック教会は、罪を悔いて反省（痛悔）し、司祭に罪を告白して赦しを得、償いをすることで「罪が完全に償われる」とし、金銭を出すことを救済への近道として奨励していた。

それが1515年の教皇レオ10世による免罪符の発売につながった。

それを見たルターは、「免罪符を買えば罪は消える」というのはおかしいと「95ヶ条の論題」（1517年）を世に問い（檄文事件）、ドイツの宗教改革が「信仰の改革」からはじまった。

そのあとに、ジャン・カルヴァン（1509〜1564）も宗教改革に加わり、「礼拝様式」と「教会制度」に重点を置いて宗教改革を進め、教派を超えてプロテスタント諸派に大きな影響を与えた。

100年も前にヤン・フスが
宗教改革の先駆的活動を ——————— 高村 剛

　じつはこの2人の宗教改革に先行する動きがあり、それを行ったひとりがヤン・フス（1369〜1415）です。ヤン・フスは、プラハ大学の学長にもなり、いまもチェコ最大の英雄です。

　ヤン・フスは、カトリック教会を批判し、聖書による信仰の回復を主張しました。それは、ルターに100年も先行する宗教改革の狼煙でした。

　ヤン・フスはローマ教会により宗教裁判にかけられ、異端として破門され、1415年7月6日に火炙りにされました。

　そのことにより、ヤン・フスはプロテスタントの殉教者とされ、チェコでは7月6日は「ヤン・フスを偲ぶ日」として祝日になっています。

※カルヴァン派とは
　神聖ローマ帝国は、南部は保守的でカトリックが勢力を維持していた。

　北部はプロテスタントのルター派が優勢であった。

　東部は、現在のオーストリア、チェコのあたりで、

ここはヤン・フスを慕うフス派の勢力が強くなっていた。

ロックフェラーの祖先は、神聖ローマ帝国の南部（現在のドイツ）に渡り、カトリック勢力が強く、そのことに反発している人々も多いことを利用して、カルヴァン派の教勢を拡大していった。

ユースタス・マリンズは、カルヴァンの姓の Calvin は、もとは Cauvin（コーヴァン）であり、Cauvin がユダヤ系の姓の Cohen（コーヘン）と語源を同じくするので、カルヴァンはユダヤ人だと主張している。

しかし、それはどうだろうか。

カルヴァンは旧約聖書を認めている。それに、カルヴァンの思想には、たしかにユダヤ教的なところが多く見受けられる。

カルヴァン派は、正統派ユダヤ教に近いとの学問上の指摘も見受けられる。

神聖ローマ帝国南部のカルヴァン派は、フランスにおけるカルヴァン派＝ユグノーよりも、いっそうユダヤ教に近い特殊な集団であったといえる。

この特殊なカルヴァン派にはユダヤ人が多く、金貸し業や金銀細工業を営んでいる者も多かったようだ。ロスチャイルド家の祖先も、おそらくこのなかにいた

と思われる。

この一派が、福音派のなかで最も先鋭とされる「バプテスト（再洗礼）派」（※）の起源になる。

時系列的には、「ユダヤ教─→カトリック─→プロテスタント」ということになるが、プロテスタントのなかのカルヴァン派は、正統派ユダヤ教に近く、神聖ローマ帝国南部のカルヴァン派は、カトリックを攻撃して教勢を伸ばしたようだ。

米国に上陸したピューリタンのなかにもカルヴァン派はいて、現在の米国の最大勢力であるバプテスト派の起源になっている。

※バプテスト派・再洗礼派

全身を水に沈めて（水のなかに浸って）バプテスマ（洗礼）を行う者の意味に由来していて、英国国教会の分離派の思想から発生したキリスト教プロテスタントの一教派。

バプテスト派は、普遍救済主義を支持するジェネラル・バプテストと、カルヴァンの予定説を支持するパティキュラー・バプテストとに分かれるが、現在は英米ともパティキュラー・バプテストが数において優勢である。

パティキュラー・バプテストは、聖書を信仰の唯一のよりどころとし、信仰告白を重視し、自覚的な信仰告白のできない新生児や乳幼児の幼児洗礼を否定し、牧師も含めすべての信徒を身分においては平等であるとし（万人祭司主義）、ルターよりも急進的であることから、宗教改革急進派とも呼ばれている。

バプテスト教会は、17世紀始めにいち早くキリストの支配する神の国（教会）と国家を区別し、国家は教会（宗教）のことに介入してはならないと政教分離の原則を主張した。

19世紀に、米国では奴隷問題をめぐって、バプテスト教会も南部と北部に分かれ、南部バプテスト連盟は実質上国教化したといわれるほどに成長した。北部の「アメリカ・バプテスト教会」は、米国北部地域に限定的に命脈を保っている。

現在、アメリカ合衆国の宗教人口はプロテスタントが最も多く、そのプロテスタントの中で最も多いのがバプテスト派である。

ピューリタンとは英国国教会分離派のこと
――――――――――――――――― 高村 剛

　プロテスタントは「新教」と訳され、「宗教改革」を行ったということになっているので、キリスト教を新しいものへと改革したかのように捉えられがちですが、むしろ「キリスト教の原点に戻れ」「聖書に戻れ」ということを強く含む運動だったようです。

　キリスト教には、新約聖書と旧約聖書があり、「キリスト教の原点」ということになると、どうしても旧約聖書およびユダヤ教が浮上してくることになります。「ユダヤ教に戻れ」ということでは、もちろんないのですが。

　イギリス市民革命（清教徒革命）の担い手で、メイフラワー号に乗ってアメリカに渡ったピルグリム・ファーザーズは、英国国教会分離派＝ピューリタンでした。

　ピューリタンは、清教徒と訳されているので、清らかな信仰を持った人たちのように思われるようですが、内実は結構複雑です。

※カトリック教会勢力を激しく攻撃した
ロックフェラーの祖先のもう一つの理由

ロックフェラーの祖先が、カトリック教会勢力を激しく攻撃した２つ目の理由は、直接的には15世紀以降に、スペイン王の監督の下にスペイン国内で行われた異端審問により、ユダヤ人の多くの資金が奪われ（命も少なくとも2000人以上は奪われ）、イベリア半島から追い払われたから。

このときのスペインの異端審問は、スペイン王の監督の下に異端であるか否かが審問されたことになっているが、ユダヤ人が標的になっていて、その目的も合法的な財産の強奪であった。

そのことについては間違いないが、殺害されたユダヤ人の数については、ユダヤ側のフレームアップ（でっち上げ）もあるかもしれず、実際のところよく分からない。

スペインの異端審問については、歴史の本のなかでは「政治的な思惑」という表現が取られていることが多いが、ユダヤ人の資金を狙ったものであったことは間違いない。強奪した資金は、途方もない額であったようだ。

ユダヤ人の側から見れば、異端審問は教皇の許可を

得ることによって始められたので、スペインという国家とカトリックに、大規模に、組織的に、違法に資金を強奪され、スペインから追い払われたということになる。

その資金を、ロックフェラーは、米国を中心に、合法的に取り返しているということもできる。

※キリスト教勢力は約700年かけて
イベリア半島からムスリム勢力を追い払った

スペインの異端審問は、スペイン王フェルナンド2世が、カトリックに改宗したユダヤ教徒が中心となった暴動を抑えるために、ローマ教皇に特別な許可を願って設置されたということになっている。

そのため最初は、カトリックに改宗したユダヤ教徒とカトリックに改宗したイスラム教徒に対しての異端審問であった。しかし、このころにはヨーロッパに侵入し北上する「イスラムの膨張」を追い返して、イベリア半島の大部分がキリスト教国家の領土に戻っていた。

ウマイヤ王朝のムスリム勢力（イスラム教徒の勢力）がイベリア半島に侵入（膨張）し、さらに北上して、キリスト教勢力を、ピレネー山脈の北側にまで追い詰

めたのは、710年代の終わりころ。

そのイスラム勢力を、追い返そうというのが、「レコンキスタ」。レコンキスタは、スペイン語で「再征服」という意味であり、ヨーロッパのキリスト教国家の悲願。

レコンキスタは、8世紀から15世紀までの約700年間にわたって続き、レコンキスタの過程で、ポルトガルが建国され、その後にスペインが誕生した。

レコンキスタは成功し、15世紀末には見事にイベリア半島をキリスト教勢力が再征服したのだが、功績のあった人たちに恩賞を与えることができなかった。そのことが、ポルトガル、スペインに始まり、のちにイギリス、フランスも行った大航海時代のきっかけになった。

日本全国を統一して戦国時代を終わらせた豊臣秀吉が、朝鮮へと兵を進めたことに似ている。

レコンキスタにより、イベリア半島の大部分がイスラム教国家からキリスト教国家の領土になったが、グラナダなど南部を中心に、多くのイスラム教徒たちが暮らしていた。

イベリア半島中央部のカスティーリャ王国には、信

仰の自由と自治権を保障されたユダヤ人共同体があり、セビリア、ムルシア地方にも多数のキリスト教国支配下のイスラム教徒がいた。バルセロナにも多くのユダヤ教徒がいた。この頃は、非キリスト教徒に対して、とても寛容だった。

14世紀の半ば頃に、このエリアで富裕層が多かったユダヤ教徒に対する不満がおこり、それは1391年のセビリアでの大規模なユダヤ教徒虐殺に発展した。

それが各都市へと飛び火して、多くのユダヤ教徒が虐殺され、改宗を強いられた。それでもユダヤ人への不信感は払拭されず、反ユダヤ暴動が繰り返された。

15世紀になって、スペイン王の監督の下にスペイン国内で異端審問が行われたが、ローマ教皇は、世俗権力によって異端審問が政治的に利用されることの危険性を察知し、当初は拒んだ。

そこでスペイン人枢機卿ロドリゴ・ボルハが奔走し、1478年に教皇はしぶしぶ異端審問を限定的に許可した。

そのことにより、異端審問は実現し、スペイン国王はユダヤ人の資金を奪うことに成功し、枢機卿ロドリゴ・ボルハを強力に後押しした。

スペイン国王の強力な後押しを得たロドリゴ・ボル

ハは、投票権を持つ枢機卿を買収し、ローマ教皇アレクサンデル6世（在位：1492〜1503）になることができた。

教皇アレクサンデル6世には、以前から複数の愛人がいて、子どももわかっているだけでも10人ほどいた。子どもたちには、ローマ教皇の職権を利用して、教会の財産を与えるなどのこともしていたようだ。

「史上最悪の教皇」、「カトリック教会の権威を失墜させた張本人」、「三重冠（教皇冠）を買った教皇」などと、後世の評価は最悪である。生前から、アレクサンデル6世を悪魔に擬した絵が出まわったりもした。

しかし、礼拝などはきちんと行っていて、フランスやイタリアなどの大国のローマ教会への浸食をくいとめたという業績はあった。

親戚や子どもを重用したことは、よくないことではあるが、親族登用主義はネポティズムと呼ばれ、この時代のカトリック教会の悪習の代表のようなものであった。

アレクサンデル6世が、教皇選で買収により蹴落としたジュリアーノ・デッラ・ローヴェレ枢機卿は、アレクサンデル6世の次の教皇ユリウス2世（在位：1503〜1513）になった。

※「追放されたユダヤ人の子孫に
市民権を与えよう」(2014年)

　スペイン異端審問は、後に「ユダヤ人に的をしぼって行われた」と抗議が殺到した。

　ローマ教皇が、スペイン異端審問を「ユダヤ人の財産狙いの行為である」と断言したという話も残っている。

　スペイン異端審問の正確な被害者数は、よくわからないままである。しかし、最新の研究によれば、異端審問裁判を受けた人数は約12万5千人、死刑を宣告されたのは2000人程度だということである。

　スペイン異端審問は、スペイン人がユダヤ人の豊かな資金を奪い、追放したことはたしかだが、ユダヤ人側がでっち上げた「黒い伝説」である可能性もある。

　2014年、スペイン政府は「歴史の誤りを正す」と、このときに追放されたユダヤ人の子孫に市民権を与えるという法案を提出した。

　その法案を見たユダヤ人の多くは、「追放したときと同様、ユダヤ人のお金に目をつけての政策だ」と、スペイン政府の「歴史の誤りを正す」という善意を信じなかった。

ロックフェラー家の現当主は、ジョン・ロックフェラー4世 ── 高村 剛

現在の当主ジョン・ロックフェラー4世は、アメリカ合衆国上院議員

　ジョン・ロックフェラーは、スタンダード石油をつくって大成功し、世界の石油王になりました。

　弟のウィリアム・ロックフェラーは、ナショナルシティ銀行ニューヨーク（現在のシティグループ）の創業者のひとりです。

　ウィリアム・ロックフェラーの孫は、オリンピックのボート競技で金メダルを獲得し、ナショナルシティ銀行ニューヨークの社長になっています。

　ジョン・ロックフェラー2世の息子のネルソン・ロックフェラーは、アメリカ合衆国副大統領（41代）になりました。

　現在のロックフェラーの当主は、ジョン・ロックフェラー4世で、現在米国ウェストバージニア州選出の上院議員です。

　ジョン・ロックフェラー4世は、1957年から59年まで国際基督教大学で日本語を学び、1961年にハー

バード大学を卒業し、1976年にウェストバージニア州の州知事に選出され、1980年に再選され、1984年から上院議員になりました。

ウェストバージニア州は、それまでは日本とあまり関係はなかったのですが、ジョン・ロックフェラー4世の力添えによって、トヨタが工場を設置するなど、日本との関係が強化されました。

2014年2月13日に旭日大綬賞を、天皇陛下から受賞しました。

「双頭の悪魔」の世界支配はロシア革命あたりから

ロスチャイルドとロックフェラーが手を組み、世界を裏から、陰から操り始めたのは、それほど昔のことではないのですね。

フランス革命、アメリカ独立戦争、アメリカ南北戦争、明治維新、日清戦争、日露戦争、ロシア革命、中国革命、第一次世界大戦、第二次世界大戦、9・11同時多発テロ……世界に衝撃が走った事件や戦争の陰には、たしかに常にフリーメイソンの思惑が見え隠れしています。

しかし、ロックフェラーが大きな力を持ったのは、

タール、塗料、ワセリン、チューインガムの原料など、300以上の石油製品を開発し、アメリカの石油の90%を精製するようになった1870年代末あたりです。

　ロスチャイルドとロックフェラーが手を組み、世界を裏から、陰から操ったのは、ロシア革命、第一次世界大戦、第二次世界大戦、中国革命ということになりますね。

　9・11同時多発テロは、米国がテロリストの攻撃に直接晒され、ほとんどすべての攻撃が成功した事件です。この同時多発テロ以降、米国は国際テロ組織との戦いを、グローバル戦争（GWOT: Global War on Terrorism）と呼び、アルカイダやアルカイダに支援を行った国への報復としてアフガニスタン紛争、イラク戦争を行いました。

　9・11同時多発テロは、航空機が衝突したわけでもないのに倒れたビルがあったり、7ワールドトレードセンターがしっかり立っている映像を写しながら、英国放送が「7ワールドトレードセンタービル倒壊」を報じたり……、現在でもなおはっきりとしないことが多いテロ事件です。

英米を手に入れ、フランスを狙った

——————— 船瀬 俊介

アメリカ合衆国初代大統領、国務長官、
陸軍長官、最高裁判所長官も

　アメリカの独立宣言に署名した56人のうち53名がフリーメイソンだった。そのことは、すでに言いましたが、合衆国初代大統領ジョージ・ワシントンもフリーメイソンの幹部でした。ジョージ・ワシントン初代米大統領が指名し、米国初代国務長官となったトマス・ジェファーソンもフリーメイソン会員でした。

　初代財務長官、初代陸軍長官、初代司法長官、初代副大統領、初代最高裁判所長官も、すべてフリーメイソンの会員でした。

　1940年代に、フリーメイソン会員の実態調査のようなものがあり、アメリカ合衆国の州知事34人（71％）がメイソンの会員であり、上院議員55人（57％）が、会員だということが分かりました。

英米を手に入れ、フランス革命を成功させた

　イギリスに続いてアメリカを手に入れたフリーメイソンは、フランスまでも手に入れてしまいます。ブルボン王朝の腐敗、無能ぶりに、民衆の不満を向けることからはじめたのです。そのようなことはとても上手なので、見事に成功し、ルイ16世と、その妻マリー・アントワネットに、民衆の怒りが集中します。

　民衆が、「パンを寄こせ」と暴徒化したときに、アントワネットが、「パンがなければ、お菓子を食べればいいのに」と言ったということが、いまも残っていますが、これは嘘です。当時の貴族の夫人が言った言葉であり、アントワネットが言った言葉ではありません。

　そんななかで、メイソン会員が、バスチーユ牢獄を解放します。

　それが引き金になって、革命騒乱に火が付き、ルイ16世、マリー・アントワネットが、ギロチンで殺され、フランス革命が成立します。

　フランス革命は人類史の頂点であり、自由、平等、博愛は尊い。フランス革命は市民革命であると、いま

でも学校の世界史の授業で習っているようです。これ
は違いますね。

　マリー・アントワネットは、兄の神聖ローマ帝国皇
帝レオポルト一世に次のような手紙を送っています。

※

　あなたもフリーメイソンに注意してください。
こちらでは、今、民衆が恐ろしい陰謀に加担さ
せられています。とても恐ろしいできごとが起
ころうとしています。

※

アメリカの同志メイソンに自由の女神像を贈った

　兄の神聖ローマ帝国皇帝レオポルト一世に、手紙を
書いたマリー・アントワネットの恐怖は、現実のもの
となりました。

　夫のフランス国王ルイ16世とともに、ギロチンで
首を切り落とされてしまったのです。

　フランス革命に秘密結社メイソンが関与したことを
示すものが、じつは革命の大義をうたった「人権宣言」
です。

　そこにも、「自由」「平等」「博愛」がうたわれてい

ます。

　それは、アメリカ独立宣言の精神とほとんど同じです。ということは、メイソン大憲章とも同じであるということです。

　「自由」「平等」「博愛」という美しい言葉とは裏腹に、現実のフランス革命は、セーヌ川を血に染めた陰惨なものでした。

　そのため、フランス革命に反対する市民、学生、労働者たちがたくさんいました。

　その革命に反対する市民、学生、労働者、政治家たちを手当たり次第に逮捕し、多くの人々をギロチン台に送り込みました。

　その数は、女、子どもを含めて１万人近くにのぼったと言われています。

　そうして、「自由」「平等」「博愛」を実現するための革命が、「戦慄の大量殺戮」「恐怖政治」へと変貌していったのです。

　そうして、首尾よくフランス国家を奪い取った彼らが、アメリカの同志メイソンに友好の証として送ったのが、自由の女神像です。

　自由の女神像の台座には、愛に満ちた友好メッセージが刻まれています。

ちなみに自由の女神像は一見優しい顔をしていますが、モデルになったのは、ギリシャ神話に登場する悪魔の女神「メデューサ」です。

その髪の毛の一本一本が"蛇"という異形の魔女。

「その顔を見た者は、石化する」と恐れられてきた悪と憎しみの化身。

自由の女神の頭部の尖った飾りは、"蛇"の名残なのです。

こんな恐ろしい魔女の像を「自由」「平等」「博愛」のシンボルとして、フランスのフリーメイソンは、アメリカのメイソン仲間に贈ったのです。

それは、彼らがみずからの悪魔性を自覚しているからでしょう。

英国のメイソンが、同志ナポレオンの命を救った

1804年、ナポレオンが皇帝となり、フランスを独裁支配します。

「彼がフリーメイソンだったという証拠は残されていないが、妻のジョセフィーヌはフリーメイソンと関わりがあり、ナポレオンの兄弟ジョセフとルイは、有名なメイソンリーだった」と、並木伸一郎氏は『秘密

結社の謎』（王様文庫）のなかで、述べています。

　ナポレオンもメイソンであったことは間違いないでしょう。

　だからこそ、一兵卒が、あっというまにフランス第一帝政の皇帝になることができたのです。

　ナポレオンは、英国、ロシアを除く欧州全土を勢力下に置くことに成功したにもかかわらず、1815年のワーテルローの戦いで、英国ウェリントン将軍の陣地中枢に無謀な突撃を仕掛けるなど不可解な作戦で自滅しています。

　ナポレオンによる軍事独裁は、「暴走状態」の様相を呈しましたが、最後の番狂わせの仏軍敗北にも、メイソンの関与があったと仮定すると、最初から最後まで、見事に辻褄が合ってきます。

　ちなみに、メイソン中枢の実力者ロスチャイルドは、この戦いの勝利をいち早く入手することで、資産を2500倍にも増やし、世界最大の財閥になりました。

　欧州全域を血と炎に巻き込んだナポレオン戦争の最大の戦争犯罪人は、いうまでもなくナポレオンです。

　そのナポレオンが、英国の温情により助命され、アフリカ沖のセントヘレナ島に流刑になりますが、これは不可解です。

ナポレオン戦争は、ナポレオンの軍事独裁中にナポレオンが起こした戦争なのです。温情の入る余地などありません。前例にならえば断頭台に送られて……当然です。

先に英国を支配するようになったメイソンが、"同志ナポレオン"の命を救ったということです。

さらに、ナポレオンはセントヘレナで没した、とされています。しかし、その棺はカラだった……と伝えられています。功労者を"死んだ"ことにして助命する。これもメイソンの手口です。

近年では、ヒトラーが"死んだ"ことにされて、アルゼンチンで悠々の余生を送った、と言われています。これもメイソンの功労者への計らいなのです。

医学、医療の体制を変え、支配していませんか —————— 高村 剛

フランス皇帝ナポレオン・ボナパルトは、64万の大軍を率いて1812年6月にロシア遠征を開始し、兵力の大部分を失っています。

ナポレオンが攻撃をすると、ロシア軍は逃げました。それを追撃すると、ロシア軍はまた逃げて、フランス

軍はどんどんロシアの奥地に引き込まれていきました。

　そこに、冬が近づき、フランス軍は寒さに耐えられなくなりました。ロシア軍は毎年のことなので平気ですが、フランス軍には耐えられなかったのです。

　ナポレオン率いるフランス軍は、ロシアの将軍に負けたのではなく、ロシアの「冬将軍」に惨敗したのです。そのことは、トルストイの『戦争と平和』に、詳しく描かれています。

　翌年の1813年には、精鋭を含む多くの将兵を失ったナポレオン率いるフランス軍（大陸軍）は、ロシア、プロイセン、スウェーデン、オーストリアからなる反フランス軍と解放戦争（諸国民戦争）を戦うことになります。このときの戦場はドイツでした。

　ナポレオンはこの戦いにも敗れ、パリは開城させられ、ナポレオンは退位させられ、地中海のエルバ島に流されました。

　ところが、そのエルバ島を脱出して、ナポレオンは再び戦い始めます。

　そして、船瀬さんがおっしゃったように、ワーテルローの戦いで、奇妙な形で敗北します。

　ワーテルローの戦いは、ナポレオン軍は72,000人、

1 フリーメイソンは、近現代史のなかで何を行ってきたか（概略）

対するイギリス・オランダ連合軍68,000人だったので、ナポレオン率いるフランス軍のほうが少し有利でした。

ナポレオンは、私は戦陣で敗れることはあるかもしれないが、「自信過剰」や「怠慢」によって数分たりとも浪費することはないと語ったといわれています。

しかし、ワーテルローの戦いの前のリニーの戦いで勝利したナポレオンは、そのあと緩慢に時を過ごしています。睡眠時間が3時間であったはずのナポレオンが、なぜかグズグズしていて、幾度も戦機を逃したようです。

それに、ナポレオンの肉体の衰え、意味不明な命令、意味不明な命令を適切に解読していた参謀総長の自殺なども重なって、もぬけの殻になった敵陣を攻撃するなどのこともあったようです。そのかんにも意味不明な命令文書伝達が繰り返されたようです。

そうはいっても、なぜワーテルローの戦いに負けたのか、明確な説明はありません。よくわからないわけです。

将兵の数はほぼ互角ですが、フランス軍の方は、ロシア遠征に失敗し、翌年の解放戦争（諸国民戦争）にも敗れたことで、主力を失っていました。そのため、

ルイ18世の18万人の軍隊、緊縮財政のために除隊させられていた兵、脱走していた兵などをかき集めたようです。将兵の人数は、ほぼ互角でもクォリティが低かったのかもしれません。

それにもまして訳がわからないのが、以下の3点です。

　①なぜエルベ島への島流しですんだのか。
　②なぜ厳重に管理しないで、島抜けされてしまったのか。
　③なぜセントヘレナ島への島流しですんだのか。

ナポレオンがフリーメイソンであったとすると、以上の3点は氷解します。徳川幕府側として、函館五稜郭に立てこもった榎本武揚と同じですね（後に詳述します）。罰しはするけれども、とても軽いわけです。

それに、ナポレオン戦争によって、「自由」「平等」「博愛」のフランス革命の理念が、ヨーロッパの国々に輸出されました。

ナポレオンは、戦ったヨーロッパの国々の領主による支配や農奴制を止めさせました。憲法を定め、議会をおきました。

民主的な行政や司法の制度を整えたのです。

　そのおかげで、ヨーロッパ全土の工業化がはじまったと見ることもできます。

　これも、ナポレオンがフリーメイソンであったとする根拠のひとつになるのではないでしょうか。

　先に進みましょう。

　フリーメイソンということでは、忘れてはならないことがあります。フリーメイソンはアメリカの医学、医療体制を大きく変えました。そして、そのことにより医学、医療を独占し、ついには支配するまでになりました。

　ロックフェラーは、世界の石油を握ったのですが、その石油から医薬を作り、それを医師が処方する医薬品として大量に売ることにも成功しました。

　そのあたりのことを、次に詳しく教えてください。

2

医学・医療の変貌

生まれながらに 100 人の名医を持っている

―――――― 船瀬 俊介

医師は「自然治癒力」の邪魔をしてはいけない

医療とは、もともとはどんなものであったか？

それは、病気になった人やケガをした人が治るのを手助けするというものでした。

そのような医療に携わっていたのが、古代ギリシャの医師ヒポクラテス（紀元前 460 ～ 370 年ころ）です。ヒポクラテスは、いまでも「人類の医学の祖」であり「医聖」であると讃えられています。

私の好きな言葉に「人は、だれでも生まれながらにして 100 人の名医を持っている」があります。これを言ったのもヒポクラテスです。

「100 人の名医」というのは、もちろん自然治癒力のことです。

みんな「100 人の名医」＝「自然治癒力」を持っているのだから、その力を信じて安静にしていれば、たいがいの病気は治る。ケガもよくなっていく。

そのように、病気が治癒されるということの本質を、教えているのです。

じゃあ、医師は何をするのか？

「100人の名医」＝「自然治癒力」の手助けをするのです。

薬も同じです。薬が病気を治すのではない。

「100人の名医」＝「自然治癒力」の手助けをするのです。

ということは、医師は「100人の名医」＝「自然治癒力」の邪魔をしてはいけないということでもあります。

これは、現在の医療にとって、とくに大切な警告であると思います。

100人の名医を消した勢力

― 高村 剛

「100人の名医」がいては困る勢力が消した

「人は、だれでも生まれながらにして100人の名医を持っている」というのは、私も大好きなヒポクラテスの言葉です。

歯科医師になる前に「ヒポクラテスの誓い」を読んで感動しました。

大学に入って再び「ヒポクラテスの誓い」と出会っ
たのですが、そこには「100人の名医」はなかったで
すね。

ヒポクラテスの誓いの倫理的真意を汲んで現代的に
改定した、ということではないでしょうか（じつは改
悪なのですが）。

「ヒポクラテスの誓い」は、それを卒業式などで読
む学校が、独自に作成しているところが多いようです。
そのため、「ヒポクラテスの誓い」は、いまでは50種
類近くあるといわれています。

それで、なぜ「ヒポクラテスの誓い」のなかの「100
人の名医」が消えたかですが、おそらく「100人の名医」
がいては困る勢力に消されたのでしょう。これは考え
過ぎではないと思います。

医師が「自然治癒力」の邪魔をしている実例

現代医学の医師が、「自然治癒力」の邪魔をするわ
けはないと、多くの現代人は思っていますが、じつは
しています。たとえば風邪をひいてお医者さんに行き
ますね。

「熱があるので、解熱剤を出しておきますね」

「喉が腫れているので、炎症止めもお出ししました」

「いろんな薬を飲んで胃がおかしくなるといけないので、胃薬も出しておきましょう」

ということで、お薬の処方箋をもらい、それを調剤薬局に持って行って、お薬をもらいます。家に帰ると、いわれたとおりにお薬を服用します。

風邪をひいたので、体は熱を出して（体温を上げて）、バイ菌をやっつけようとしていました。お医者さんに処方してもらった解熱剤で熱を下げるということは、体がバイ菌と戦うことを邪魔することになります。

喉も炎症することによって悪いものをやっつけようとしていたわけですが、それも炎症止めで止めてしまいました。それは、喉が戦おうとしているのを邪魔することになります。

体が風邪と戦おうとするのを邪魔しないのは胃薬だけですが、解熱剤や炎症止めを飲むから胃薬も必要になるわけで、薬は３つともいらないものだったということになります。

生気論から機械論へ

船瀬 俊介

ヒポクラテスの言葉

ヒポクラテスは、次のようにも言っています。

病気は神が治し、恩恵はひとが授かる

これは、自然治癒力の根源は神（宇宙）のなせる技である、と説いているのです。

「ひとは自然から遠ざかるほど病気に近づく」ということで、医聖は病人に「自然に近づく」療法を施しています。つまり、自然療法です。食事療法などは、そのさいたるものです。

次のことも言っています。

汝の食を薬とせよ。
食べ物で治せない病気は、医者もこれを治せない。
食事に無知なひとは、病気を理解できない。
病気は食事と運動により治療できる。

これを逆にいえば、食べ方、体の動かし方を間違えると、病気になるということです。そのように諭しているのです。

さらに次のようなことも言っています。

満腹が原因の病気は、空腹によって治る。

病人に食べさせることは、病気を養うことである。

完全なる身体は、完全なる排泄で得られる。

自然体で生きれば、120才まで生きられる。

ヒポクラテスの「生気論」vs ウィルヒョウの「機械論」

ヒポクラテスは、生命とは「神の実在」そのものであると説いています。

ですから、ヒポクラテスが「生気論」に立っていたことは、いうまでもありません。

そして、医聖ヒポクラテスを尊崇するその後の医学はすべて、この「生気論」の立場から、患者に、治療に向き合ってきたのです。

それが、近代に入って一変します。

医聖ヒポクラテスの「生気論」に、真っ向から反対する「機械論」を唱えたのは、ウィルヒョウです（※）。

そのウィルヒョウに"医学の父"の称号を授けたの
は、ロックフェラー財閥です。
　石油王ロックフェラーは、石油の次に同じく巨大利
権「医療」に目をつけ、緻密に戦略を立て、「医療王」
として君臨するまでになったのです。
　初期に行ったのが、ウィルヒョウの取り込みでした。
　ロックフェラーは、ロスチャイルドの忠実な弟子で
す。そのロスチャイルドを、終生にわたって告発し続
けた国際ジャーナリストが、ユースタス・マリンズ氏
です。
　ユースタス・マリンズ氏は、ロスチャイルドを「寄
生体」と呼び、『医療殺戮』（ともはつよし社）のなか
で、次のように述べています（要約）。

※

　……この「寄生体」の"創造的"はたらきには、
─何もないところから、金を創造する─という
魔法も含まれる。それは、ロスチャイルド家が
1910年にジョン・D・ロックフェラー二世の
義父にあたるN・オールドリッチ上院議員をP・
ウォーバーグとともに秘密結社の会議に送り込
み、現在の「連邦準備制度」（FRB）と呼ばれ
る米合衆国・中央銀行の構想を描かせたのが始

まりである。

　……

　　中央銀行は、紙幣を印刷する権限が政府から
　与えられている。そのため、ロックフェラー家は、
　この"ペーパーマネー"を使って1914年までに、
　アメリカ全土の医者たちを完全掌握した。

　　　　　　　　　　　　※

　ＦＲＢという言葉は、経済ニュースによく出てきます。

　アメリカ中央銀行のことです。

　アメリカ中央銀行は、直訳するとアメリカン・セントラル・バンクです。それをわざわざ「連邦準備制度」というような訳のわからない名称にしている。その理由は、アメリカ中央銀行が、私企業（プライベイト・カンパニー）であることを隠すためです。

　しかも、私企業である連邦準備制度（ＦＲＢ）の株式を所有しているのは、秘密結社イルミナティ！

　これは、衝撃的事実です……。

　アメリカ人の99％は、ＦＲＢは米国の公的機関だと信じているはずです。

※ウィルヒョウ（編集者の注）

　ベルリンにあったプロイセン陸軍士官学校で医学を学び、1843年にベルリン大学で博士号を取得して、1847年にプロイセン陸軍士官学校の教授に就任。2年後にヴュルツブルク大学の教授に就任、解剖学を研究。1856年からベルリン大学で病理学の教授。

　細胞病理学、比較病理学（人間と動物に共通する疾患の比較）、人類学の基礎を作った。

　静脈血栓症の3つの要因（血管の障害、血流の鬱滞、血液性状の変化）は、「ウィルヒョウの3要素」と呼ばれている。

※ウィルヒョウ（船瀬俊介の注）

　彼は生命「機械論」で、生命の根源原理である「自然治癒論」を否定しました。それだけでなく「ガン細胞無限増殖論」など数多くの過ちを犯しています。

悪魔的な薬物療法が医療独占

「貨幣発行権を我らに与えよ。それ以外は要らぬ」

　これは、ネイサン・ロスチャイルド（1777～1836年）の有名な台詞です。貨幣発行権により途方もない

軍資金を得て「アメリカの医療をナチュロパシー（自然療法）やホメオパシー（同種療法）から、無理やりにアロパシー（薬物療法）へと変更した。薬物療法とは、ロスチャイルド家が発達させたドイツの医療制度である」と、マリンズ氏は述べておられます。

ロックフェラーは、「機械論」者ウィルヒョウを前面に押し出し、ナチュロパシー（自然療法）、ホメオパシー（同種療法）のみならず、整体療法（オステオパシー）、心理療法（サイコパシー）をも医療の中心部から追放していったのです。

薬漬けが続いている

アロパシーは、薬によって症状を改善していく医療です。風邪をひいて喉が腫れ、高熱が出ると、喉の炎症を止める薬を処方し、熱を下げる薬を処方し、それらの薬によって胃に副作用が出ないように胃薬を処方する。

最近はさすがにそこまで「自然治癒力」の邪魔をする医師は少なくなっていますが、アロパシーは原理的にはそのような医療です。

そのため、患者さんは必然的に薬漬けになります。

その患者さんに「薬は毒でもある」から「なるべく薬を使わないようにした方がいい」と、私は警告し続けているのです。しかし、マスコミなどを上手に使って洗脳しているため、あまり効果はありません。

ひどい副作用があり、寿命を縮めることがはっきりしている抗ガン剤でさえも、多くの人がだまされ使い続けているというのが現状です。

「命の"直感"に従え」ということです

「みずからに備わった命の"直感"に従え」

私が信じているヨガの教えです。

この場合の"直感"は、大自然が与えてくれた智慧です。

自然から遠ざかると病気になります。大自然のなかに溶け込み、一体化すると病気はなくなります。それが基本です。

大自然は宇宙であり、大自然が与えてくれた智慧は、宇宙が与えてくれた真の智慧です。その智慧の教えにしたがって生きるということは、宇宙の「意志」にしたがって生きるということです。

内海聡さんは、支配者層の目的はいくつもあり、う

まく表現することは難しいけれど、一つ一つの物事ではなく、全体を俯瞰してみれば、「彼ら」の思惑は見えてくると言っていますね（『医学不要論』10 支配者とは何か）。

「優生学」ということも言っています。優生学とは、「人類の遺伝的素質を改善することを目的とし、悪質の遺伝的形質を淘汰し、優良なものを保存することを研究する学問」（『広辞苑　第6版』）なのです。ナチスがこれを信奉して、大量虐殺を行いました。

相模原障害者殺傷事件の容疑者も、その犯行におよぶ前に、「優生学」を基礎とする文面を衆議院議長に送っていたという話もあります。

いまの世界の支配者層は、優生学を基礎としているというのが内海さんの主張です。

砂糖には覚せい剤と同じような作用がある
——— 高村 剛

砂糖は全てを狂わす

物凄く悪いものなのに、ほとんどの人が気にしていないものに、砂糖があります。砂糖は、覚せい剤と同

じです。ほとんど変わりません。それにもかかわらず、ほとんどの人がさほど気にしてはいません。

　いま生きているほとんどの人の感じ方や考え方が常識であるとするならば、たしかに常識に従うのは危険であり、多くの人がその「常識」を、支配する側の人に刷り込まれているということでしょう。

　砂糖は、虫歯の原因にも、成人病の原因にもなります。感染症に罹りやすくなり、アレルギーの原因にもなります。

　そして、精神病を引き起こす物質であることも指摘されています。

　どういうことかというと、砂糖ものを食べると一気に血糖値が上がります。すると、体が異常事態だと感知して、インスリンを大量に分泌し、血糖値を下げる反応を引き起こします。

　血糖値を下げる反応により、血糖値が正常値に戻ればいいのですが、砂糖ものを食べて血糖値が急上昇したわけですから、体は力一杯インスリンを分泌します。そのことによって、今度は血糖値を下げすぎてしまうのです。

　それが砂糖ものを食べることにより、低血糖症になるメカニズムです。砂糖ものを食べて血糖値が下がり

すぎたのが、反応性低血糖症です。

　反応性低血糖症は、砂糖および砂糖ものに限りません。ポテトや米、ラーメン、パスタなどの糖質を大量にとってもなってしまいます。米はとくに吸収がゆるやかなので、砂糖もののように血糖値の急上昇は起こりにくいのですが、大量に早食いすると、やはりなってしまいます。

　ポテトチップの袋を破いてカスまで食べたり、大食いした後に小腹が減ったとラーメンを食べたりするのも、反応性低血糖症の表れです。

虫歯の原因は、糖分を破壊するための
PH5.5 あたりを下回る強酸

　血糖値を急上昇させると早期に空腹感が表れ、急上昇した血糖が急降下する際に、アドレナリン、グルココルチコイド^(※)などのホルモンが出ます。アドレナリン、グルココルチコイドは、緊急時に出るホルモン

※グルココルチコイドとは、副腎皮質ホルモンの1つであり、糖質、タンパク質、脂質、電解質などの代謝や免疫反応、ストレス応答の制御に関わっている。

です。血糖が急降下した状態から身体を守るべく、平常時では基本出ないホルモンが出るのです。

　その緊急時に出るホルモンは、非常に攻撃的なので、虫歯、成人病、感染症、アレルギー、精神病の原因になります。

　私は歯科医師なので、とくに心配になるのは虫歯です。虫歯の原因の1つは、ストレプトコッカス・ミュータンス菌です。この菌が強酸を放出するために歯のエナメル質などが溶けて穴が開いたものを「虫歯」と呼んでいます。

　2つ目は、よく知られている、砂糖ものを食べたことが原因の「虫歯」です。砂糖を摂取すると、その糖分を破壊しようと、口腔内に酸が分泌され、その酸によって歯のエナメル質が溶け、虫歯が発生するのです。

　ちなみに、歯のエメル質は、PH5.5あたりを下回ると溶け始め、象牙質はPH6あたりを下回ると溶けます。

　清涼飲料水は平均するとPH2.5、コーラはPH2.6、ファンタはPH3.2、サイダーはPH3.6です。焼酎を加工した「氷結」はPH3.1です。どれも歯のエメル質を溶かすPH約5.5を大きく下回っています。強酸です。歯のエナメル質のバリアーは、たまったもので

はありません。正確には、この場合は酸蝕症と呼びます。

　虫歯の原因は、大きく２つに分けることができますが、結局のところ「酸」が原因だといえます。

砂糖、砂糖もの、糖質（炭水化物）を制限する

　歯科に来る患者さんの多くは、言うことを聞きません。なぜなら一種の「薬物中毒」だからです。

　砂糖は、覚せい剤とほとんど同じ、覚せい剤と変わらないと申しました。その砂糖を過剰摂取すると、覚せい剤中毒と変わらないようになってしまうのです。

　覚せい剤を体内に摂取すると、A10神経（ドーパミン作用神経）付近にドーパミンを過剰に放出し、その部位の受容体を刺激し、覚醒作用や快感の気分を生じさせます。

　砂糖は、これと同じ作用をします。

　スクラロースなどの人工甘味料も、同じような作用をします。脳を刺激して、エンドルフィン（脳内麻薬）を放出させ、覚醒作用や快感を生じさせます。

　もちろん個人差はありますが、虫歯で歯科医院に来院する患者さんには、ケーキやパフェ、饅頭やチョコ

レート、ハチミツなどの砂糖ものが好きな人が多いですね。

　それらをあまり食べないという男性は、日本酒やワイン、ビールなどをよく飲みますね。日本酒は米からできているので糖質が多いわけです。ワインはブドウからできているのでブドウ糖飲料でもあるわけです。

　そんなことで、糖分を多く摂っている人は、自己主張が強くなり、人の言うことをあまり聞きません。歯科クリニックを受診しているのに、歯科医師の言うことをきかない、ということになりがちです。

　私たちが丁寧に説明をしても、「でも……」、「だって……」、「しかし……」などを繰返し、言うことを聞くそぶりもありません。

　そのようなことを、知人の内科の看護師に話すと、「それは糖尿病患者さんとまったく同じですね」と言います。糖尿病患者さんには、人の言うことを聞かない人が多いということですが、しっかりと人の話を聞くようになれば、虫歯にも糖尿病にもならないということではありません。

　虫歯や糖尿病の患者さんには、人の話を聞かない人が多いというのは、虫歯や糖尿病の原因が、人の話を聞かない、ということであるわけです。原因と結果が、

逆です。

　だったら、人の話をよく聞くようにすれば、虫歯や糖尿病にならないという単純な話ではなりません。ここで長々と説明しているように、砂糖および砂糖もの、糖質（炭水化物）を摂りすぎているために、人の話を聞けなくなっているのです。

　ですから、砂糖、砂糖もの、糖質（炭水化物）を制限するというのが、根治に至る道筋です。そのことをしっかりとやっていくために、砂糖、砂糖もの、糖質（炭水化物）は、覚せい剤と同じようなものだということを理解しなければならないわけです。

ロスチャイルドとロックフェラーは双頭の悪魔 ———————— 船瀬 俊介

アメリカの医療が、ドイツのアロパシー（薬物療法）一色に

　私も、砂糖、甘いもの、糖分（炭水化物）の過剰摂取には、さまざまな本のなかで警鐘を鳴らしてきましたが、歯科の観点からの今の話には、興味深いものがありました。そのとおりだと思います。

それで、ユースタス・マリンズは、アメリカの医療をナチユロパシー（自然療法）やホメオパシー（同種療法）から、無理やりにアロパシー（薬物療法）へと変更させたとも指摘しています。

薬物療法は、もともとはドイツの医療制度であり、薬物療法を発達させたのはロスチャイルド家だとも、マリンズ氏は指摘しています。

ドイツのアロパシー（薬物療法）を推進したのは、「機械論」者ウィルヒョウです。

ドイツのアロパシー（薬物療法）を、アメリカに持ち込んで、アメリカの医療をアロパシー（薬物療法）一色にしたときに弾圧されたのは、ナチュロパシー（自然療法）、ホメオパシー（同種療法）だけではありません。

整体療法（オステオパシー）、心理療法（サイコオパシー）も、弾圧され、排除されています。

アロパシーのみが現代医療となり、
患者はとんでもないお金が必要になった

ナチュロパシー（自然療法）

ホメオパシー（同種療法）

オステオパシー（整体療法）

サイコパシー（心理療法）

　これらは、すべて医聖ヒポクラテスが薦める自然治癒力を生かす治療法です。

　自然治癒力を生かす治療法なので、病気が治るのは当然ですが、それがフリーメイソンにとっては邪魔だったのです。

　世界医療の巨大な利権を独占するうえで、「本当に病気を治されては困る」「病気が治っては困る」ということです。

　それに、ナチュロパシー（自然療法）、ホメオパシー（同種療法）、オステオパシー（整体療法）、サイコパシー（心理療法）の４つは、誠心誠意治療を行うだけです。世界戦略というようなものはありません。自派のみを強大にするという意志もなく、お金もありませんでした。

　そのため、フリーメイソンがバックアップするアロパシー（薬物療法）のみが、近現代医学、医療を行うことになり、医療はとんでもないお金が必要になったのです。

　私が子どものころ、風邪を引いたり、お腹が痛く

なったりしても、たいした治療を行いませんでした。お医者さんに行ったり、病院に行ったりということもありません。まわりの子どもたちも、私と同じでした。

それがいまでは、風邪を引いてもすぐにお医者さんや病院に行きます。

風邪をひく前にワクチン打ったりもしています。

まさに薬物療法全盛です。薬物療法は、多品種の化学薬品を大量に使います。危険な外科手術、長期入院も、現代医学アロパシーの得意技です。

ロスチャイルドとロックフェラーのタッグにより、アロパシー(薬物療法)が世界を覆い尽くすまでになったのです。

双頭の悪魔、ロスチャイルドとロックフェラー

ロスチャイルドとロックフェラーを、私は「双頭の悪魔」と呼んでいます。

「双頭の悪魔」は、現代社会は情報によって動き、現代人は情報によって動かされるということを熟知しています。

だから、教育、マスコミをも支配しています。

これほどあからさまに医療を支配して大儲けしているのに、ほとんどの人は、ロックフェラー、ロスチャイルド、イルミナティについての知識は、まったくありません。

　新聞にもテレビにも、彼らのやっていることが少しも報道されないからです。彼らの名前を一言でも口にしたり放映したりすることは、絶対にタブーだからです。

　ロックフェラーといえば、思い浮かぶのは慈善事業をしている財団といったところでしょう。ロスチャイルドはヨーロッパの富豪家といったところでしょうか。イルミナティについては、ほとんどの人は知らないのではないでしょうか。

▎医師の地位を高めたのはロックフェラー？
―――――――――――――――――― 高村 剛

　それに、いまでこそお医者さんというのは、偉い人でお金持ちということになっていますが、もともとはそうではなかったですね。

　テレビの韓国ドラマで、昔の韓半島の医師のことをやっていましたが、今の日本の医師のような社会的地

位はなかったですね。王様の病気を治せなかったら殺されるといったようなこともあったようです。

それはヨーロッパの方でも同じで、医師の社会的地位はそれほど高くはなく、一般庶民がお医者さんにかかるというようなことも、あまりありませんでした。

王侯貴族が病気になったときによばれ、治れば褒美をもらうことができましたが、死んでしまったりしたときには、ヨーロッパでも医師が命を奪われるということがあったようです。

あと政治的敵対者を毒殺するとか、病院に閉じ込めるというようなこともやっていたようです。

医師の社会的地位を高めたのは、ロックフェラーではないですか。

3

ロックフェラーによる
医学・医療の完全支配体制

全米医学校の調査責任者はフレクスナー

船瀬 俊介

アブラハム・フレクスナーが
カーネギー教育振興基金に

　昔の欧米の医師は、通常２年間の見習い期間を経て一人前になっていました。

　収入は、腕のよい機械修理工と同じ程度だったそうです。

　ロックフェラー財団の総帥は、101歳で亡くなったディビット・ロックフェラーのお祖父さんのジョン・D・ロックフェラー（1839～1937年）でした。

　ジョン・D・ロックフェラーは、米国の医学教育制度の支配の第一歩として、1901年にニューヨークにロックフェラー医学研究所を設立しました。

　1907年に米国医師会は、カーネギー財団に対して、全米の医学校調査を依頼したのです。このときすでにカーネギー財団は、ロックフェラーの支配下になっていました。

　ロックフェラーの巨額資金で、カーネギー財団を実質的に支配していたのです。

3　ロックフェラーによる医学・医療の完全支配体制　85

　全米医学校の調査責任者はアブラハム・フレクスナーです。兄のサイモン・フレクスナーは、野口英世を医学界のスターに育て上げたロックフェラー医学研究所の所長です。

　その兄が弟のアブラハム・フレクスナーに「アメリカとカナダの医学教育」（＝「フレクスナー・レポート」）を書かせ、ロックフェラーによる医学の支配を不動のものにしました。

　それとともに、カーネギー財団が行った全米医学校の調査の責任者に、ロックフェラー医学研究所所長の弟アブラハム・フレクスナーを任命したわけです。

　全米医学校の調査報告書は、1910年にまとめられました。その報告書は、ドイツで薬物療法（アロパシー）を学んだ医師たちの影響を強く受けたものでした。

　ジョン・ロックフェラーは、この報告書に大満足だったようです。

　お手柄だったアブラハム・フレクスナーは、ロックフェラー一般教育委員会に席を置いたまま、カーネギー教育振興基金に迎えられました。

予防注射、健康診断は、
病気でなくてもお医者さんに行くシステム

　全米医学校の調査報告書は、「医師の数が多すぎる！」という米医師会の嘆きに大いに賛同する内容でした。

　そのことに対する解決策は、次の2つであり、いたって簡単でした。

　①医学教育を、エリート特権階級だけのコストのかかるものとする。
　②教育年限を長くする。

　医療免許を取るまでにお金がかかり、長い年月が必要だと、たいていの学生は「医者になろう」と思わなくなります。

　それでもなお医者さんになりたい、という人もいるでしょう。ただし、そう思うことができる人は、お金があって、長い年月勉強することができる人です。つまり、地位と財産のある支配階級の子弟です。

　なかには苦学生がいたりするかもしれませんが、大半は支配階級の子弟ということになります。

支配階級の子弟が、お金をかけ、長い年月をかけてお医者さんになるわけです。ですから、お医者さんになったときには見返りがなければなりません。

　そのためには、昔の王侯貴族にあたる支配階級だけが患者さんではないようにしなければなりません。そして、もっと患者さんの裾野を広げなければなりません。

　病気になったとき、大怪我をしたときにだけ、お医者さんにかかる。それだけであってもなりません。病気でなくてもお医者さんに行くようにしなければなりません。

　そうして、出来上がったのが、予防注射です。

　健康診断も、病気ではないのにお医者さんに診てもらうというシステムです。

　しかし、一般の人は、あまりお金を持っていません。

　それでも、彼らが病院に行くようにするには、どうしたらいいでしょうか。

国と地方が損をしてる日本の「国民皆保険」制度 ──── 高村 剛

　現在の日本は、すべての国民が健康保険に入ってい

ることになっている「国民皆保険」制度が導入されています。そのことにより、患者さん個人が負担する医療費が、ぐっと抑えられています。

医療保険の加入者が保険料を出し合い、病気やケガをしたりしたときに、安心して医療が受けられる「相互扶助の精神」に基づいて、1961年に国民健康保険法（昭和33年法律192号）が改正され、国民皆保険体制が確立されたということになっています。

医療をする側、医薬品を販売する側からすると、国民皆保険になると、受診する機会が増え、医薬品の売り上げも増えます。「相互扶助の精神」と言ってはいますが、損をしているのは国と地方ですね。

2015年度の国全体の医療費は42兆3644億円でした。内訳は以下のようになっています。

患者自己負担分……5兆2183億円（約12%）

国庫負担分…………10兆8699億円（約26%）

地方負担分…………5兆6016億円（約13%）

保険料収入…………20兆6746億円（約49%）

全米医学校の調査責任者フレクスナーの企み

船瀬 俊介

医学教育を8年間に――

　ロックフェラー医学研究所所長の弟アブラハム・フレクスナーによる全米医学校の調査報告書には、「次のようにすればよい」という3項目の提案が付いていました。

　①医学教育を、4年間の学部教育のあとに、さらに4年を専門教育とする。
　②現状ですでに医学部教育を行っている医学校の数を、5分の1に減らす。
　③大学医学部は、高額な研究設備や装置を完備していなければならない。

　フレクスナーの提案は、「医師の数が多すぎる！」と苦慮していた米医師会に、即座に受け入れられ、実施されました。

　米国ではいまも医師になるためには、一般の4年制大学を卒業（学士号を取得）した後に、MCAT（Medical

College Admission Test：医科大学入学試験）に合格し、メディカルスクール（専門職大学院）で４年学ばなければならないことになっています。

メディカルスクールでの医学教育は、病院の医師が行うのではなく、医学教育の専門家が行います。そのことによって、教育効果を上げ経済効果を高めることができるとされています。

一般の大学を４年、メディカルスクールを４年で、合計８年です！

日本では大学の医学部で６年の教育を受け、国家試験に合格した後、「診療に従事しようとする医師は、２年以上の臨床研修を受けなければならない」とされています。やはり、米国と同じく最低でも合計８年です。

米国の医学校は 155 校から 31 校へ、5分の1に

フレクスナーの８年教育プランの効果はてきめんでした。

米国の医学校の数は急激に減少し、フレクスナープランどおりに、155 校から 31 校へと、見事に５分の１になりました。卒業生の数も 7500 人から 2500 人に

なったのです。

米国の医学に関するさまざまな制度が、ロックフェラーの意のままに立法化され、米国の医療は、ごく少数の裕福な家庭出身のエリート学生だけのものとなりました。その小さな集団が、医療独占体制からの強力な支配を受けるということになったわけです。

ユースタス・マリンズ氏の『医療殺戮』は、その支配の企みを次のように暴いています。

それまでのアメリカの医療は、もっと庶民的でした。

２年間の見習い期間を経て一人前になり、腕のよい機械修理工と同じ程度の収入だったのです。そのころ、医師には大学医学部制度も医師免許制もありませんでした。

ロックフェラーが、絶大な資金力と権力で国を動かし、それらを作らせたのです。

医学教育ハイジャックに着手

ロックフェラーに関する記述に、ときおりＦ・Ｔ・ゲイツという名前が出てきます。ロックフェラー財団のアドバイザーのような感じで登場しています。

マリンズ氏は「ゲイツはロックフェラー財団の全慈

善事業の責任者」だったと記しています（『医療殺戮』）。

　1907年、ロックフェラー医学研究所を設立したのも、全米の医学校調査をカーネギー財団に依頼したのも、中心的な役割を果たしたのはゲイツであったとしています。

　全米医学校の調査責任者はアブラハム・フレクスナーで、兄のサイモン・フレクスナーは、ロックフェラー医学研究所の所長です。

　カーネギー財団を実質的に支配していたのもロックフェラー財団です。

　ということで、表向きにはロックフェラーという名前は出てきませんが、ゲイツ、カーネギー財団、アブラハム・フレクスナーは、ロックフェラーの別動隊、あるいは下僕です。つまり、ロックフェラーの意のままにことが進んだということでしょう。

フレクスナー3兄弟

高村 剛

ロックフェラー医学研究所が、
野口英世を医学界のスターに

　さきほど野口英世の話をしましたが、野口英世の共同研究者はサイモン・フレクスナーでした。そのサイモン・フレクスナーが、ロックフェラー医学研究所の所長になりました。ロックフェラー医学研究所は、1901年に設立されています。

　ロックフェラー医学研究所所長となったサイモン・フレクスナーは、共同研究をしていた野口英世を、さまざまなかたちで推薦して医学の業績に結びつけ、いろいろなところで重用しました。

　そのことにより、野口英世は当時の医学界の寵児となり、ガーナで客死するまで医学界のスターであり続けました。

　他方、ロックフェラー医学研究所の側は、野口英世を医学界のスターにすることにより、研究所の地位を向上させ、医療支配体制を強化していくことができました。このことは、ベンジャミン・フルフォード氏の

『人殺し医療』に書かれています（212頁〜214頁）。

外交問題評議会が
『フォーリン・アフェアーズ』誌を創刊

　ロックフェラー医学研究所所長のサイモン・フレクスナーには、兄のバーナード・フレクスナーと弟のアブラハム・フレクスナーがいました。

　兄のバーナード・フレクスナーは、ニューヨークで弁護士をしていて、ベルサイユ講和会議のシオニスト代表団の公式法律顧問になっています。その後、外交問題評議会（CFR）創設のメンバーのひとりとなり、弟のサイモン・フレクスナーとともにロックフェラー財団の理事にもなっています。

　外交問題評議会は、第一次世界大戦後の国際秩序構築のために、米国務省とは別に招集された知識人グループです。

　ベルサイユ講和会議には随員として参加し、英国の外交官、研究者と意気投合し、ベルサイユ講和後に、ニューヨークとロンドンに国際問題研究機関をつくりました。

　英国側の組織は王立国際問題評議会となりました。

米国側は、実業家、国際弁護士らが主宰していたグループと合流して、現在の外交問題評議会となりました。

外交問題評議会は、組織内ではもちろん活発な議論が展開されましたが、その議論を組織外でも行おうと、1922年に『フォーリン・アフェアーズ』誌が刊行されました。

この『フォーリン・アフェアーズ』誌に、アメリカの国務長官（日本における外務大臣）が、十数人も論文を寄稿し、各国の元首や閣僚、学者、財界人なども多数寄稿するようになりました。

東西冷戦構造を予測し、分析したジョージ・ケナンの『ソ連の対外行動の源泉』（『X論文』と呼ばれた）、東西冷戦終結後の文明間の対立を予測したサミュエル・ハンティントンの『文明の衝突』が最初に掲載されたのも『フォーリン・アフェアーズ』誌です。

ディビット・ロックフェラーのハーバード大学時代、指導教官だったのは23歳で教授となったサミュエル・ハンティントンです。以来、ディビット・ロックフェラーは、サミュエル・ハンティントンの強い影響を受けているといわれています。

『文明の衝突』は、『フォーリン・アフェアーズ』誌1993年夏号に掲載され、東西冷戦終結後は、文明と

文明が接する断層線＝フォルト・ラインでの紛争が激化すると指摘されています。

2001年のアメリカ同時多発テロ、アフガニスタン紛争、イラク戦争は、サミュエル・ハンティントンの『文明の衝突』の分析と予測のとおりに起こりました。

『ソ連の対外行動の源泉』を著したジョージ・ケナンは、当時アメリカ国務省の政策企画本部長で、国務省内では数少ないソ連通でした。『ソ連の対外行動の源泉』は、『フォーリン・アフェアーズ（Foreign Affairs)』誌（1947年7月号）に掲載され、「ソ連封じ込め政策」の理論的根拠となりました。

そのため、著者名は「X」となっていたのですが、筆者がケナンであることは早くから知られていたようです。

ディビット・ロックフェラーは、長らく外交問題評議会の名誉会長を勤めました。

ロックフェラー医学研究所長が、
弟に「フレクスナー・レポート」を書かせた

ロックフェラー医学研究所所長のサイモン・フレクスナーは、弟のアブラハム・フレクスナーに「アメリ

カとカナダの医学教育」というレポートを書かせ、1910年に発表しています。とても地味なタイトルのレポートなのですが、発注したのはロックフェラーです。

当時の医学界は、癌の発生は寄生虫によるものという説が注目を集めていました。実際に、癌寄生虫説を唱えたヨハネス・フィビケルが、1926年にノーベル賞を受賞しています。

ノーベル賞というのは、このことからもわかるように、途中からフリーメイソンの権威付けに使われるようになった面があります。

「アメリカとカナダの医学教育」は、「フレクスナー・レポート」と呼ばれるようになり、現代に至るまで大きな影響力を保持しています。

兄のサイモン・フレクスナー・ロックフェラー医学研究所所長は、野口英世を医学界のスターにし、弟のアブラハム・フレクスナーに「アメリカとカナダの医学教育」（＝「フレクスナー・レポート」）を書かせ、ロックフェラーによる医学の支配を不動のものにしていったわけです。

コールタールで癌が発生するという
山極勝三郎の研究を握りつぶした

　「フレクスナー・レポート」が発表されたのは1910年、その5年後の1915年に、日本人医学者山極勝三郎が、ウサギの耳にコールタールを塗り付け続けると癌を発症することを実証しました。化学物質による人工癌の発生に、世界ではじめて成功したのです。

　皮膚疾患の乾癬（かんせん）の治療に、コールタールを外用するという治療は、ありました（ゲッケルマン療法）。現在は、コールタールに発癌性があることは常識となっているので、行われていません。

　しかし、コールタール製剤には、角質溶解および形成作用、止痒作用があり、乾癬、脂漏性皮膚炎、頭垢などの治療に対して高い効果があるということで、濃度が低い安全性の高いものが使用され、いまも販売されているようです。

　なお、コールタールを外用するゲッケルマン療法の患者を25年間追跡調査したところ、皮膚癌の発生率は一般と比べて増加していなかったという報告もあります。

　アメリカの政府機関であるFDA（Food and Drug

Administration。アメリカ食品医薬品局）は、「治療レベルでリスクの上昇は認められなかった」としています。

　このような問題に取り組むと、いつも最終的にはわからなくなってしまいます。コールタールに発癌性があることは、もはや常識なのですが、ゲッケルマン療法の患者を25年間追跡調査した結果は、無害であったということです。米合衆国の政府機関も「リスクの上昇は認められなかった」としています。

　大きな研究機関が間違うわけがない。政府機関が嘘を言うわけはない。そう考えるのが普通でしょう。

　一方、攻撃する側は、次のように言います。

　医学、医療の支配のために研究所をつくった。

　石油で医薬品をつくれば、大儲けだ。

　（or大儲けするために石油で医薬品をつくった）。

　政府は国民をいつの時代も家畜化するものだ。

　政府の言うことを聞いてよい結果を得るなどということはない。

　自分を実験台にして、両方のことをやれば信用できる実験結果を得ることができますが、失敗すれば2度と立ち上がれなくなるのでリスクが高すぎます。

理詰めで選択するのではなく、直感で自分のあり方、自分のやり方を選ぶしかないのかもしれません。

白衣の悪党・シモンズとフィッシュペイン
————————————————————— 船瀬 俊介

　ロックフェラーが、米国医師会の支配を目指したとき、都合のいいことに米国医師会は芯から腐りきっていました。

　米国医師会は、シモンズとフィッシュペインという２人の「ニセ医者」に乗っ取られていたのです。

　最初に米国医師会乗り込んだのは、シモンズです。医師の資格はないのに、医師であると名乗り、堂々と新聞に「広告」まで掲載していました。

　マリンズ氏の『医療殺戮』には、その広告が掲載されています。

　シモンズは、米国医師会というものがあることを知ると、ネブラスカに米国医師会ネブラスカ支部を設立し、すぐさま米国医師会事務局長に就任しました。

　その補佐役となったのが、もう一人の「ニセ医者」フィッシュペインです。

　米国医師会は、この２人のニセ医者に実権を握られ

たのです。しかし、その事実のほとんどを、米国の医師たちは知りませんでした。なぜなら、この２人の悪行は医師会の公式記録から巧妙に削除、抹消されているからです。

悪党は自分の足跡を残しません。

このように後始末を完全に行い、確実な証拠を残さないのは、ロックフェラーのやりかたです。おそらくロックフェラーは、あらかじめ２人のニセ医師を、米国医師会に送り込み、ロックフェラーによる医療、医薬品の支配を確立させたのでしょう。

バプテスト系の小さな大学で財政難に陥ったシカゴ大学が、原子力爆弾、枯葉剤の研究開発に成功した ── 高村 剛

ロックフェラー大学となり、23人のノーベル賞受賞者

ロックフェラー財団成立の歴史、ロックフェラー医学研究所成り立ちについては、マリンズが『医療殺戮』のなかで述べたとおりだと思います。そのことを前提として、ロックフェラー財団、ロックフェラー医学研究所にもよかったところがあるので、そのことを付け

加えたいと思います。

ジョン・ロックフェラーは、ロックフェラー財団設立に先立って、1909年にロックフェラー衛生委員会を創設し、アメリカ南部の農村地帯で長年問題となっていた鉤虫症の根絶に貢献しました。

1913年にロックフェラー財団を創設、船瀬さんがおっしゃった医学教育の改革のほかに、公衆衛生関係や芸術などの分野に多額の寄付をしています。ジョンズ・ホプキンス大学にアメリカ初の公衆衛生大学院が創設されますが、その資金を提供したのもロックフェラー財団です。

第一次世界大戦時は、戦時救護活動を支援しました。

ロックフェラー医学研究所は、1965年にロックフェラー大学となり、医学以外の分野も扱うようになりました。

ロックフェラー大学の関係者から23人のノーベル賞受賞者が出ています。

ジョン・ロックフェラーは、
ずうっと教会に収入の10%を寄付していた

ジョン・ロックフェラーは、若いころから教会に収

入の10%を寄付していました。いわゆる「10分の1税」です。

『旧約聖書』の「レビ記」「申命記」には、すべての農作物の10%は神のものであると説かれているので、敬虔なユダヤ教徒には収入の10分1を教会に寄付するという習慣がありました。ジョン・ロックフェラーが所属していた教会は、ユダヤ教会ではなかったのですが、「10分の1税」を納めていました。

カトリックも『旧約聖書』「レビ記」「申命記」の記述を根拠に、10分の1税を徴収するようになったようです。

ジョン・ロックフェラーが、収入の10%を寄付していた教会は、やがて米国バプテスト同盟に加入しました。米国のバプテスト派は、カルヴァン派の影響が強く、正統ユダヤ教に近いものです。

私は、ジョン・ロックフェラーの「10分1税」は、真摯な信仰のあらわれであり、本気であったと思います。

「ゲイツ」は、バプテスト派の
牧師 Frederick Taylor Gates では？

　ジョン・ロックフェラーについては、米国で石油王になり、関連する企業を次々と買収していった、支配下に入れていったのが前半で、そのあと慈善事業をするようになったとされています。

　後半は、たしかにロックフェラー財団の設立からはじまりますので、間違いではないのですが、私はジョン・ロックフェラーの慈善事業のルーツは、「10分1税」にあったのではないかと思います。

　もちろんどんなときにも利益追求は忘れないし、計算は緻密で、決断も行動もとてつもなく早かったようですが、それだけではないと思います。

　ロックフェラー財団を設立してしばらくすると、バプテスト派の牧師が、ジョン・ロックフェラーに寄付先を助言するようになったのですが、その牧師の名前は Frederick Taylor Gates です。ロックフェラー医学研究所を中心になって設立し、全米の医学校調査をカーネギー財団に依頼した、マリンズ氏が述べておられる「ゲイツ」とは、このバプテスト派の牧師さんではないでしょうか。

シカゴ大学で研究開発された原爆が、
広島と長崎に投下された

　銀河系が渦巻き構造であるということを初めて確認したシカゴ大学、シカゴ学派を形成するに至ったシカゴ大学は、研究に重きを置いた大学ですが、もとはバプテスト系の小さな大学でした。

　その大学が財政難に陥り、1886年にはとうとう閉鎖に追い込まれました。そこにジョン・ロックフェラーが登場し、8000万ドルを寄付しました。シカゴ大学はこのカンフル注射で見事に立ち直り、いまのような立派な大学になりました。

　以上のことは、間違いのない事実です。しかし、シカゴ大学は、その後とんでもないことをしました。

　マンハッタン計画で、プルトニウムの研究を行ったのです。

　マンハッタン計画は、ナチス・ドイツの原子爆弾開発のスピードに苛立ったアメリカ、イギリス、カナダが、原子爆弾開発・製造のために、科学者、技術者を総動員した計画です。

　マンハッタン計画は成功し、原子爆弾が製造され、1945年7月16日には世界初の原爆実験が行われまし

た。

　その翌月の６日に、広島にウラニウム型原子爆弾リトルボーイ、３日後の９日に、長崎にプルトニウム型原子爆弾ファットマンが投下されました。

ベトナム戦争で使用された枯葉剤を
研究開発したのもシカゴ大学

　ベトナム戦争時の枯葉剤を発明したのもシカゴ大学です。

　枯葉剤は、マラリアを媒介するマラリア蚊や蛭を退治するためとの名目で散布されました。

　実際はベトコンの隠れ場となる森林をなくしてしまい、ベトコン支配地域の耕作地の破壊が目的であったといわれています。枯葉剤がまかれたあと、ベトナムのジャングルに入った米兵士は、木々に葉っぱが一枚もないのを見て、驚愕したそうです。

　人間も、もちろん枯葉剤の被害に遭いましたが、やがて新たに誕生してくる子どもにも被害が出てきました。なかでも有名になったのが、下半身がつながった結合双生児の兄弟・ベトちゃんドクチャンです。それ以外にも、多くの奇妙な子供が産まれました。

被害は米兵のなかにも、その子供にもおよびました。

ＮＨＫ・ＢＳ１「Asia Insight」で、これらのことが詳細に報じられました。

枯葉剤を製品化したモンサント社を
支えていたのはロックフェラー財団

ベトナム戦争中の1962年から1971年にかけて実施されたアメリカ軍の軍事作戦・ランチハンド作戦（Operation Ranch Hand）で、1,200万ガロンものも枯葉剤が散布されました。米国の1ガロンは3.785リットルなので、4,542万リットルの枯葉剤がまかれたことになります。

枯葉剤を発明したのはシカゴ大学で、枯葉剤を製品化した企業の1つはモンサント社です。モンサント社は、2018年6月にバイエルに買収されましたので、現在は存在しません。

モンサント社は、ベトナム戦争時に枯葉剤を米軍に販売したのですが、モンサント社が有名になったのは、遺伝子組み換え作物によってでした。世界の遺伝子組み換え作物の90%は、モンサント社のものでした。

そのモンサント社は、支えていたのはロックフェ

ラー財団の資金でした。

　ロックフェラー財団は、シカゴ大学のほかに、イェール大学、ハーバード大学、コロンビア大学、ブラウン大学、ウェルズリー大学、ヴァッサー大学などにも多額の財政支援を行っています。

4

現代医療は芯から腐敗している

必要のない検査、医薬品で
医療費が爆発している ————— 船瀬 俊介

　現在の日本では、まさしく「医療費が爆発」しています。

　いっぽう、国民皆保険ではない米国も、「医療費が爆発」していると言われています。国民皆保険ではない米国は、高額な医療費を取っています。

　そのため、風邪を引いたくらいのことでは、米国民は病院やクリニックには行かないそうです。

　日本でも最近はコンビニで薬を買うことができるようになりました。

　米国ではかなり以前から、コンビニで薬を買うことができていました。医療費が高額であるため、風邪をひいたり、お腹がちょっと痛かったりしたくらいでは、病院やクリニックに行かなかったためです。近くのコンビニで薬を買ってすましていたのです。

　日本でもコンビニで一部の薬を買うことができるようになったのは、おそらく「風邪くらいで大学病院に来るな」と誘導しているのでしょう。それほど、病院の待合ロビーでは、迷える小羊のごとく、患者があふれ返っています。彼らは、医者やクスリが病気を治し

てくれる（！？）と心底、信じきっているのです。

　さて、病院では、まず検査ということで、昔はレントゲン、いまはCTで、患者さんが大量のX線被爆しています。

CT検査でX線撮影の300倍以上の被爆
高村　剛

　歯科でもそうですね。点数稼ぎの口腔内レントゲン検査が増えているようです。

　米国の医科のX線撮影の30％、おおよそ3億件は「医学的には必要のない検査」（R・メンデルスソン博士）であると言われています。

　医科のCT検査は、X線撮影を連続して行っているようなものですので、X線撮影の300倍の被爆量といわれていました。最新のCT検査器機は、画像の精度が飛躍的に向上しているので、少なくとも従来のものの10倍、X線撮影の300倍の被爆になっているのではないでしょうか。

適応症と副作用がほとんど同じ精神安定剤

―――――――――――――――――― 船瀬 俊介

「クスリは毒である」これは医者ですら認めています。クスリの"効能"とは、はやく言えば「毒物反応」です。つまり生体に毒物を投与すると、そのショックで生体は反応します。たとえば、ある毒物Aを与える。その毒物ショックで血圧が下がった。すると製薬メーカーは、「このAには血圧降下作用がある！」と、「降圧剤」として販売する。そして、膨大な利益を上げるわけです。

医薬品の「効能」は"毒物ショック"である

　頭に刻んでください。

　医薬品については、精神安定剤（抗不安剤）が、きわめて有害です。「悪魔のクスリ」とも言えます。

　米国の精神安定剤「ジアゼパム」の医師向けの添付文書には、次のように明記されています。

　　適応症……不安、疲労、うつ状態、激しい感情の動
　　　　　　　揺、震え、幻覚、骨格筋の痙攣。

副作用……不安、疲労、うつ状態、激しい興奮状態、
　　　　震え、幻覚、骨格筋の痙攣。

「適応症」と「副作用」が、ほとんど同じなのです！
つまり、クスリを飲むほど"症状"は悪化する。
それが、さらにクスリの投与を促す。
まさに悪魔のサイクルです。
「ブラック・コメディ」―それが、現代医学の正体
なのです。

日本でも適応症と副作用が ほとんど同じ精神病薬 ——————　高村 剛

　日本精神病薬も同じです。
　日本で処方されている精神病薬にも適応症と副作用
が、ほとんど同じというものがあります。医薬品に添
付されている文書を、すべて掲載しました（『赤ずき
んちゃん　お医者さんは気をつけて』高村剛・著）。

病院がストをすると死亡率が下がる

———————————— 船瀬 俊介

　近藤誠医師（元慶応大学医学部）が、日本人のガン患者の「10人に1人はCT検査で発ガンしている」とおっしゃっておられます。

　『医者が患者をだますとき』（草思社）を、書いたロバート・メンデルソン博士は、その本のなかでイスラエルの病院がストライキをしたときのことを紹介しています。

　病院がストをすると、入院患者さんは手当てをしてもらえず、手術などもしてもらえないので、たいへんなことになると思われがちですが、実際にはその逆でした。

　イスラエルの全死亡率は半減した。病院がストをして、入院患者さんにも外来さんにも、積極的にはなんの治療もしなかったことにより、死亡率が約半数にまで激減したのです。

　この話には続きがあって、ストが終わったあとは、死亡率は元に戻ったのです。

　だから「病院はストを続けるべきだ。永遠に……」と、メンデルソン博士は書いておられます。

化学兵器マスタードガスを抗ガン剤に

高村 剛

マスタードガスは、発ガン物質でもあった

　第一次世界大戦でドイツが開発したマスタードガスは、化学物質名をイペリットと言います。芥子（マスタード）に似た臭いがすることから、マスタードガスと呼ばれるようになりました。

　びらん（糜爛）ガスとも呼ばれているのは、吸い込むと気管壁がただれ、呼吸困難に陥り、もがき死ぬからです。もちろんジュネーブ協定（生物・化学兵器禁止議定書）で禁止されています。しかし、さまざまな国で毒ガス兵器は、密かに作り続けられたようです。

　昔の日本軍部も、広島県の大久野島で毒ガス兵器の生産を行っていました。そこに、約6500人の労働者が徴用されていたのですが、作業員の多くがガンで倒れました。

　そこで、広島大学医学部が調査に入り、毒ガス兵器づくりの労働者のガン死は、全国平均の41倍、肺ガンついては50倍であることがわかりました。

　マスタードガスは、発ガン物質でもあったのです。

マスタードガスを改良して抗ガン剤にした

　欧米諸国は、第二次大戦中も毒ガス化学兵器を大量に生産し、終戦後にその処理に困りました。

　そんなおりに、米国で途方もないアイデアが閃きました。

　マスタードガスを、抗ガン剤として活用！

　このアイデアを出したスローン・ケタリング研究所のローズ博士は、ロックフェラー研究所にも所属していました。

　「くすりの適正使用協議会」の広報誌『RAD-AR News』に、白坂哲彦さん（北里大学生命科学研究所客員教授）の次のような記事が掲載されていました。

※

「癌の化学療法の歴史」

　1943年、イタリアのバリ・ハーバーで毒ガスのイペリットを積んだ船がドイツ軍に撃沈された時、海に飛び込んだ兵士たちの白血球が減ってきた。これをアメリカ軍医のアレキサンダーがスローン・ケタリングのローズ博士に報告し、「白血球が減るのなら白血病の治療に使えるので

はない」ということから癌の化学療法はスタートした。

※

帝京大学医学部名誉教授、帝京大学薬学部特任教授の中木敏夫氏は、次のような論文をインターネット上にアップしておられます。

※

ギルマン博士らはリンパ球が異常に増加する疾患の内でリンパ肉腫の患者を選びました．今では考えられないことですが，研究の初期段階で臨床実験が行われました．被験者の第一号は申年の男性で，頸部に巨大なリンパ腫を持った末期癌の患者でした．イペリットを改良したナイトロジェンマスタードを投与すると，患者の巨大な腫瘤は見事に消失しました．この劇的な効果は使用前と使用後の患者の顔写真入りで論文として発表されました．その後，ナイトロジェンマスタードの作用機序が詳しく研究され，核酸をアルキル化することにより核酸合成を阻害することが判明しました．

※

アメリカ軍医のアレキサンダーがスローン・ケタリ

ング研究所のローズ博士に報告し、癌の化学療法がスタートしたこと。

　マスタードガスを改良したものに、腫瘍を消失させる作用があること。

　以上の2つは、本当のようです。

　さらにスローン・ケタリング研究所のローズ博士は、ロックフェラー研究所にも所属していました。そのため、マスタードガスを改良したものに抗ガン作用があるということは、ロックフェラーの耳に入ったに違いありません。

　がん治療薬に対する全世界の支出は、2016年に1130億ドル（約12.3兆円）。2021年には1470億ドル（約16兆円）を超えると予測されています。

ガン治療、定期検診を受けないほど長生きできる

　2018年度のガン死亡予測数は、約379,900人（国立がん研究センター）ですが、その多くは、抗ガン剤、放射線、手術で亡くなっています。抗ガン剤、放射線、手術は、がんの標準治療（3大治療）なので、がんの治療をしないほうが長生きできるということになります。

日本の予防医学の権威、岡田正彦・新潟大学名誉教授も、『がん検診の大罪』（新潮社）のなかで、「（ガン治療を）受けた人ほど、早死にしている」と述べています。

　ガン治療を受けないほど長生きできるということは、ガン検診も当然受けないほど長生きできるということになります。

　岡田名誉教授は、ガン検診はもちろんのこと人間ドック、定期健診などもうけないほうがいいと述べておられます。

「3.11 原発事故」の衝撃から「新発見。BLOG」を立ち上げた人がいた

　『病気にならない生き方』（新谷弘実）と「3.11 原発事故」の衝撃から「新発見。BLOG」（このワードで検索できる）を立ち上げた人がいました。

　それを読むと、予防接種ワクチンが一般化してきた時期と現代病が蔓延し始めた時期が一致していることがわかります。

　「新発見。BLOG」によると、予防接種ワクチンには、以下のような成分が含まれているそうです。

水銀……毒性があります。

不凍剤（液）……大さじ一杯で体重９kgの犬の致死量です。

ホルムアルテヒド……急性毒性があり、発がん物質でもあります。

ホウ酸ナトリウム＋水和物……殺虫剤成分です。

グルタルアルデヒド……医療機器の滅菌、殺菌、消毒に用いられています。

ＭＳＧ……うま味調味料の主成分で、危険な食品添加物。

硫酸塩とリン酸塩化合物……子供のアレルギーを引き起こす原因成分。

硫酸ゲンタマイシン……肺炎などの抗生物質に使われる成分。

ネオマイシン……乳児のてんかんや知能障害の原因になる危険性がある。

そのほか、以下のものが含まれているワクチンもあるそうです。

サルの腎臓、牛の心臓、子牛の血清、鶏の胚卵、カモの卵、豚の血液、羊の血液、犬の腎臓、馬の血液、うさぎの脳。

モルモットの臓器、組織細胞、血液、牛や豚のゼラチンタンパク質、モンキーウィルス SV40 というサルのウィルス成分。

ヒト（胎児）のウィルス。アルミニウム。硫酸アンモニウム。リン酸トリブチル。β プロピオラクトン。ポリミキシン B。ポリソルベート 80。ソルビトール。アンホテリシン B。ラテックス（ゴムの木成分の乳液）。マイコプラズマ。遺伝子組み換え酵母菌。

　以上のようにワクチンの内容を見ると、気持ちが悪くて、信じられませんが、ワクチンというものは、おおよそ次の3種類です。そのことを頭に入れて見直すと、上記のようなものが入っている可能性は十分にあると納得できます。

　①弱ったウィルス
　②ウィルスの死体
　③ウィルスの毒素を無毒化したもの

インフルエンザウィルスの予測が的中する
ことはほとんどない

　インフルエンザの予防接種は、流行するインフルエンザウィルスの型を、1年ほど前に予測し、工場でワクチンを作ります。しかし、インフルエンザウィルスは変異が激しいため、1年前の予測が的中するということは滅多にないようです。
　それでも 2012-2013 年のインフルエンザは、予測が的中しました。しかし、残念ながら製造過程内で変異してしまい、予定していたものと違うワクチンが出来てしまったようです。

血液抗体が、鼻、ノドから感染する
インフルエンザウィルスに効くわけがない

　インフルエンザワクチンが、インフルエンザウィルスに効きにくいことには、もうひとつ大きな理由あります。
　インフルエンザは細菌感染であり、鼻やのどから感染します。
　しかし、インフルエンザワクチンで作られる抗体は、

血液中に存在する血中抗体です。

　血中抗体では、鼻やのどからのインフルエンザの感染を防ぐことはできません。これは、感染症やウィルス学の専門家の多くが指摘するところです。

　詳しいことは拙著『あかずきんちゃん　お医者さんは気をつけて』をご参照ください。

5

「クスリを飲まない」、「医者にかからない」
ロックフェラーを見習おう

ロックフェラー一族も英王室も
自然療法、ホメオパシー ——— 船瀬 俊介

ロックフェラー一族は薬を飲まない

　ロックフェラー一族が、いわゆる薬（処方箋をもらって買う医薬品）を飲まない。このことを最初に書いたのはハンス・リユーシュ氏だと思います（『世界医薬産業の犯罪－化学・医学・動物実験コンビナート』）。

　そのことを知ったときには、驚いたのですが、次の瞬間、納得しました。

　お百姓さんが、化学肥料や農薬をたくさん使い、見栄えのいい農作物をつくり、農協に納品しているが、自分たちが食べる農作物は、別につくっている。化学肥料、農薬は最小限にしてつくったものを、自分たちは食べている。

　そのこととまったく同じように、つくって売るものと、自分たちが使うものとを分けているということを、理解できたのです。

　そのあと少しして、インターネットの書き込みやブログに、ロックフェラー一族の正体がたくさんのるようになりました。

インターネットの書き込みやブログの多くは、だいたい次のような内容です。

「自分の会社で作った薬は自分では使いません！」って、ことですね。

現代医療の支配者は、自分たちがつくって売っている商品（医薬品）を信じていない。

否、どういうものであるかをよく知っているので、自分たちでは飲まない！

そんななかで、葉加瀬小太郎さんの次の書き込みは、とても気になりました。

……彼らは、米国の医療をナチュロパシー（自然療法）やホメオパシー（同種療法）から、無理やりにアロパシー（対症療法）へと、変更したにもかかわらず、自身の治療においては医薬品を一切信用せず、薬は絶対飲まない。近代医学の医者たちをいっさい、近付けないのである。

現代医学とは、一体、誰のために、何のために、あるのだろうか？

葉加瀬小太郎（26　大阪　会社員）

米国にはかつては、たしかにナチュロパシー（自然療法）やホメオパシー（同種療法）などがアロパシー（対症療法）と同等の感じで存在していたのですが、いまはアロパシー（対症療法）一色です。

そのように米国の医療を変えてしまったのはロックフェラーです。そのロックフェラーの主治医は、ホメオパシー（同種療法）の医師なのです！

ロックフェラーが自社でつくった医薬品を飲まず、農薬を使った野菜を食べず、医療はもっぱらホメオパシーであった！　そのことは、『ロックフェラーに学ぶ悪の不労長寿』『魔王死す』（ビジネス社）などに詳しく書きましたので、そちらもご参照ください。

以下、本にはまだ書いていないことを述べます。

「ホメオパシーだけに頼ったため」とされている事故

ホメオパシーとは、1796年にザムエル・ハーネマンが、「その病気や症状を起こしうる薬（やもの）を使って、その病気や症状を治すことができる」と提唱し、はじまりました。

ホメオパシーで用いられる薬の「レメディ」は、現

代医学からは、希釈されすぎていてほとんど「ただの砂糖玉」だといわれています。「ただの砂糖玉」ならば、害はないため非難されるいわれはないわけですが、ホメオパシーだけに頼った（通常の医療行為を受けなかった）ために、新生児が死亡したと批判派が主張する事件（山口新生児ビタミンK欠乏性出血症死亡事故）が、攻撃材料に使われました。

　ここぞとばかりに、日本学術会議が、ホメオパシーの効果について全面否定し（2010年8月24日）、日本助産師会や日本医学会が賛同の意を表明しました。

1分子も含まれていないから「ない」とは言えない

　ホメオパシーは、ナチス・ドイツ時代には、新ドイツ医学の一角をなすものとして期待され、1937年にベルリンで第一回国際ホメオパシー学会が開催されました。

　この第一回国際ホメオパシー学会には、副総統のルドルフ・ヘス、親衛隊長官のハインリヒ・ヒムラーも出席しました。

　このことも、「ホメオパシーはあやしげだ」ということの根拠になっています。

レメディの元となる薬効成分は、きわめて高度に希釈されるために元となる物質は1分子も含まれていないといえます。

しかしながら、1分子も含まれていないから、「ない」とはいえません。

元となる物質の「波動」は残っています。あるいは「水の記憶」として残っています。

「波動」や「水の記憶」が、人間の体本来の抵抗力を引き出すことにより、自己治癒力などが高まり、病気は癒えるとホメオパシーは主張しています。

ホメオパシー病院の死亡率は16.4%、普通の病院の死亡率は50%

さらに、波長が合うか合わないかで、ホメオパシーの薬レメディが効くかどうかが決まります。レメディは、本質的には必要な波動の影響しか受けないので、必要な時にしか効きません。これは、波動による一種の共鳴現象と捉えることができます。

健康体の人には、レメディは何の効果もありません。病気になった人のその病気に反応するレメディが処方されたときにのみ、レメディは効果を発揮します。

5 クスリを飲まない、医者にかからないロックフェラーを見習おう 131

　ですから、ホメオパシーのレメディによって、病気が悪くなることはありません。健康を損なうこともありません。

　医薬品には副作用がありますが、レメディには副作用はないのです。

　「山口新生児ビタミンK欠乏性出血症死亡事故」で、ホメオパシーが非難されたのは、「通常のアロパシー（対症療法）の処置をしていれば助かったはずの新生児が、ホメオパシーのみの治療であったために死んでしまった」というリクツです。

　このアロパシー（対症療法）擁護派の意見が、日本ではいまも主流です。

　しかし、「通常のアロパシー（対症療法）の処置」をしていて死亡した例は、ホメオパシー治療の何百万倍何千万倍もあるのではないでしょうか。

　1854年に英国でコレラが大流行しました。その期間中のホメオパシーの病院でのコレラによる死亡率は16.4％、普通の病院（＝アロパシーを基本とする現代医学の病院）でのコレラによる死亡率は50％だったそうです。しかしながら、このデータはロンドン市の衛生局によって隠蔽されたそうです。

　さらに衝撃的データがあります。

かつてアメリカ国内で、スペイン風邪が大流行した時の死亡率の比較です。

　ホメオパシー治療を受けた患者の死亡率は 1.05％。これにたいして、アロパシー（薬物療法）を受けた患者の死亡率は 28.2％にもたっしています。その差は、なんと 28 倍……。これが、ホメオパシーと薬物療法の治療効果の決定的な大差なのです。

　ロックフェラー１族が、クスリを飲まないのも当然です。

　西洋医学の医者を近付けないのも、あたりまえです。

　作家の吉本ばななさん、歌手のサンプラザ中野さん、漫画家の桜沢エリカさん、女優で歌手のともさかりえさんは、ホメオパシー愛好家であることを公言しています。

帯津三敬塾クリニックのホメオパシーの紹介

　帯津三敬塾クリニックのホームページでは、ホメオパシーのことを次のように紹介しています。

※

ホメオパシーは、今から 200 年以上前にドイツ人医師サミュエル・ハーネマンによって体系

化された医療です。私たちが本来持っている自然治癒力、自己治癒過程に働きかけ病気からの回復を手助けします。現代医療の薬のように症状を抑えこんだり（抗うつ薬、抗アレルギー薬など"抗"という名の薬）、取り除いたりする治療ではありません。

　ある症状を引き起こす物質は、同じ症状を持つ病気の治療に効果があるという"類似の原則"が基本です。たとえば、不眠で悩んでいる人にカフェインを含んだコーヒーから作られるホメオパシーの薬（レメディ）で不眠の治療をします。病気の人の症状全体をひとつのパターンとしてとらえ、それにもっとも類似しているパターンを持つレメディによって、その人の持つ自然治癒力に刺激を与えると考えられています。

　現在、世界の80カ国以上で用いられているホメオパシーはヨーロッパでは約30％の人がヘルスケアとして利用しています。ヨーロッパでは日本における漢方のような位置づけにあります。世界ではホメオパシーの治療は医師（および獣医師、歯科医師）が中心ですが、国によっては医師の資格のない治療者も行っています。

医師のみが患者さんにホメオパシーで治療ができる国としてフランス、イタリア、スペイン、オーストリア、ロシア、メキシコなど17カ国があげられます。その一方で英国やドイツ、スイスなど医師以外の治療者がホメオパシーを行っている国では、現代医療を遠ざけるケースもあり色々な問題が起きています。ほとんどの国でレメディは医薬品として認可を受けています。特にヨーロッパでは欧州薬局方（European Pharmacopoeia: EP）と欧州議会の指令（Council Directive）によって医薬品として法的に管理されているのです。

※

英国王室のホメオパシーによる
健康管理は100年以上

英国には、王立ホメオパシー総合病院がありました。2010年に王立総合医療病院と名前が変わり、いまもあります

そのことからもわかるように、英国ではホメオパシーが公的に受け入れられていて、英国王室の主治医

は、ホメオパシー治療を行っています。

　英国王室のホメオパシーによる健康管理には、100年以上の歴史があります。

　1993年には、ホメオパシー療法の熱心な支持者として知られるチャールズ皇太子の発案で、代替医療研究5ヵ年計画がスタートしました。

　英国貴族がホメオパシーを好むのは、梅毒が蔓延した時代に、ホメオパシーによって完治できたからだといわれています。

　英国の植民地であったインドのガンジーは、ホメオパシーを最良の医療だと認めていました。

　インドで大活躍をしたマザーテレサも、ホメオパシーを多くの病める人々を救う療法として支持していました。

　これらのことから、ホメオパシー医療の勝利は決定的です。非難・攻撃・中傷してきた日本の医学界・メディアは、ザンゲ・謝罪・反省すべきです。

フリーメイソンの功罪

高村 剛

日本国憲法は、占領政策「民主化」時に成立

　興味深い話ですね。ロックフェラー一族は悪者だということは分かるのですが、スペインでの異端審問にかこつけての財産没収など、ヒトラー以前にも数々のことを、ヨーロッパの国々はユダヤ人に対してやってきたわけです。

　それに対して、フリーメイソンの側は、イスラエル以外は自国ではないので、なにをするにしてもすべて合法的に行っているわけです。

　2019年2月に、経済評論家の植草一秀氏が、読売新聞にとても鋭い投稿をしていました。

　敗戦直後の総選挙によって、社会党党首の片山哲内閣、民主党総裁の芦田均内閣という革新政権が樹立されたのですが、GHQの 占領政策が、「日本民主化」から「ソ連封じ込め」「反共の防波堤」「非民主化」へと大転換しました。

　それにともなって、「逆コース」とよばれる「非民主化」政策が次々と実施され、松本清張が『日本の黒

い霧』シリーズで描いた不可解な事件（工作活動）などが次々と起きました。

現在、日本国憲法を守ろうという主張しているのは野党です。「米国が制定に深く関与した日本国憲法を、対米従属を批判する者（野党勢力－－高村）が守ろうとするのはおかしい」と、よく指摘されていますが、これはおかしいと、植草一秀氏は述べておられます。

日本国憲法が制定されたのは、「ソ連封じ込め」「反共の防波堤」「非民主化」「逆コース」以前のことでした。

社会党の片山哲内閣は 1947 年 5 月に成立し、吉田茂の敵であった芦田均内閣はそのあと 1948 年 3 月に成立しました。

GHQ による日本占領政策の大転換は 1947 年のことなので、GHQ の意向と（おそらくは）工作によって、芦田均政権がつぶされ（昭和電工事件により芦田内閣総辞職、芦田均逮捕）、第 2 次吉田内閣が誕生しました。

以上の経過から、現在の野党が日本国憲法を守ろうと主張するのは当然だというのです。

第 1 次吉田内閣……1946 年 5 月 22 日〜 1947 年 5 月 24 日

日本国憲法の弟9条、芦田修正を行う

ＧＨＱ占領政策の大転換1947年

片山内閣……1947年5月24日-1948年3月10日

芦田均は副総理

芦田内閣……1948年3月10日-1948年10月15日

昭和電工事件で総辞職、芦田自身も逮捕（1958年無罪確定）

第2次吉田内閣

……1948年10月15日-49年2月16日

南北戦争の廃棄物を日本に売り込む

日本に開国を迫ったペリーは、フリーメイソンですね。ブログ「日本フリーメイソン高崎幹部の証言」のなかで明かされています。

そのあと、薩摩藩、長州藩を応援したのはイギリスのフリーメイソンで、徳川幕府を応援したのはフランスのフリーメイソンでした。

幕末期に日本が買わされた大砲・アームストロング砲は、アメリカ南北戦争（1861 ～ 1865 年）が終わっていらなくなった大砲でした。アメリカ南北戦争が1865 年に終わるやいなや、第二次長州征伐、戊辰戦

争に間に合うように売り込み、運び込んだわけですから、やったのはもちろんフリーメイソンです。

江戸幕府もトーマス・グラバーに35門のアームストロング砲を発注したのですが、倒幕派を応援していたグラバーが引き渡しを拒絶したので、幕府の手には届きませんでした。

肥前藩がアームストロング砲を改良

倒幕運動は、薩長土肥といわれます。薩摩藩、長州藩、坂本龍馬の土佐藩はすぐにわかるのですが、なぜ肥前藩かというと、アームストロング砲を改良したからです。

以前に外国船から水と食料を求められ、断ると滅ぼされる危険があるということで、これに応じました。そのことで、家老が3人切腹をしました。

それ以来、肥前藩は鉄砲、大砲の研究に没頭し、明治維新の直前に倒幕軍に加わり、改良アームストロング砲で攻め上ります。

戊辰北越戦争では、対する長岡藩軍がアームストロング砲で榴散弾を発射し奇兵隊ら官軍の頭上で爆発させました。

幕府はアームストロング砲を手にすることはできませんでしたが、長岡藩はアームストロング砲を購入することができていて、おそらく「アームストロング砲」対「改良アームストロング砲」の戦いになっていたと思われます。

　日本は、フリーメイソンから買ったアームストロング砲（南北戦争の廃棄物）で殺し合い、フリーメイソンは日本でも戦う両方に最新の武器を売り大儲けしています。

　肥前藩は「改良アームストロング砲」で、さらに北海道にまで攻め上り、函館五稜郭を陥落させました。この戦いで土方歳三（新撰組）が戦死し、榎本武揚が投降しました。

函館五稜郭の戦いは、
旧幕府勢力を根こそぎ始末するため？

　榎本武揚は、旧幕府軍の軍艦8隻の艦隊を率いて東北経由で函館に行き、新撰組副長の土方歳三らと五稜郭を占拠しました。そして「蝦夷共和国」樹立し、諸外国に独立宣言をしました。

　その後に、新政府軍の総攻撃を受けて降伏しました。

捕らえられた榎本武揚は東京に送られ、牢に収監されましたが、入牢はわずか2年半でした。

牢獄生活を経て出獄したあと、すぐさま明治新政府の要職について活躍するのですが、その活躍ぶりが尋常ではありません。

北海道開拓使、駐露特命全権大使（「樺太・千島交換条約」を締結しました）、駐清特命全権大使を経て、第一次伊藤博文内閣の逓信大臣、黒田清隆内閣の文部大臣になります。

とても不思議な経歴です。

榎本武揚は、オランダで国際法を熱心に学んでいます。あの時代に「蝦夷共和国」を樹立し、諸外国に対して独立宣言できたのは、国際法の完全な知識があったからです。

投降して2年半で新政府の要職につき、入閣して大臣になったのは、フリーメイソンのおかげではないでしょうか。あるいは、オランダ留学中にフリーメイソンになっていたのかもしれません。

そうだとしたら、函館五稜郭の戦いは、旧幕府勢力の残党を五稜郭に集結させて根こそぎ始末する戦いであった可能性があります。旧幕府の海軍は、軍艦8隻からなる艦隊であったのですが、この海軍は薩長土肥

からなる明治新政府ものになったのではないでしょうか。

大切な時期に2年近くも留守にして
成果なしの岩倉使節団

　明治維新から3年目の1871年12月23日から1873年9月13日まで、明治新政府首脳陣と留学生総勢107名がアメリカ、ヨーロッパに派遣されます。岩倉具視が正使であったため岩倉使節団と呼ばれています。

　明治維新直後の大事な時期に、政府首脳のほとんどが2年近くも日本を留守にし、何一つとして成果をあげることなく、帰国予定を大幅に遅らせて帰って来ました。

　留守を預かっていた西郷隆盛らを更迭して、明治新政府の実権を取り戻しました。それが明治6年の政変へとつながり、さらに西南戦争へとつながります。

　明治6年の政変は、征韓論を巡っての意見の対立ということになっていますが、西郷隆盛も征韓論者であり、その時期については違いがありましたが、それくらいのことで大喧嘩になるわけがありません。

フルベッキこそが明治維新の真の黒幕

————船瀬 俊介

　しかし、その全過程計画を策定したのは、フルベッキなのです。フルベッキがフリーメイソンであったことは間違いありません。フルベッキこそが、明治の真の黒幕です。参照『維新の悪人たち』（共栄書房、船瀬俊介・著）。

終戦後のフリーメイソンの爪痕

————高村 剛

　たしかにグイド・フルベッキ（＝グイド・フェルベック）はキィパーソンですね。キリスト教オランダ改革派の宣教師として来日したのですが、ベッキ家は代々モラビィア派で、モラビィア派のルーツは、ルター、カルヴァンに100年も先行したプロテスタントともいえるチェコのフス派です。

　佐賀藩の大隈重信、副島種臣が、自ら訪れて英語を学び、佐賀藩が塾を開かせています。表面的には何の成果も上げなかった岩倉使節団の欧米派遣にも深く関係しています。

大隈重信の早稲田大学創設にも深く関わり、大山巌との関係から日清戦争、日露戦争にも関わっていますね。

岩倉使節団にもどりますが、アメリカからヨーロッパに渡り、ヨーロッパの国々を引っ張りまわされたわけですが、その間におそらくフリーメイソンの洗礼を受けたのでしょう。

和服で出かけた元貧乏公家の岩倉具視が、帰国したときには洋服を着ていました。これは象徴的なことだと思います。

その後、日清戦争、日露戦争に勝利するわけですが、明治新政府の首脳がフリーメイソンであったり、そのシンパであったり、部下であったりしているわけですから、当然です。

そうして、日本を使って中国（清）、韓半島、ロシア支配を行ったということではないでしょうか。

日本占領政策の大転換に反対した３人

米国と太平洋を戦場にした大東亜戦争を断行して、日本は敗れます。

占領軍 GHQ が、天皇陛下の上に入ってきて、日本

は昭和27年まで国権を奪われます。

その間に、日本国憲法が制定され、昭和電工事件で芦田内閣が総辞職に追い込まれ、芦田均自身も逮捕され、「逆コース」そのもののようなことが次々と起こるわけですが、このGHQの占領政策の大転換に、次の3人は反対したようです。

司令官 ダグラス・マッカーサー
民政局局長 コートニー・ホイットニー
局長代理 チャールズ・ケーディス

ルーズベルト、ニューディーラはユダヤ人

当初の対日占領政策の特徴は、徹底した民主化でした。具体的には、財閥解体、農地解放、労働組合育成などです。

これを主導して押し進めたのが、GS＝民政局です。1646年10月に公布され、47年5月に施行された日本国憲法は、GS＝民政局主導による日本民主化の集大成でした。

ケント・ギルバートさんが、ブログ「ニッポンの新常識」のなかで、次のように述べています。

※

　マッカーサー元帥が 1946 年 2 月 3 日、民政
局長のコートニー・ホイットニー准将に憲法草
案の作成を命じ、彼を含む 25 人の米国人が、
命令から 10 日という短期間で「GHQ 草案」を
完成させた。日本政府は、この草案を飲まなけ
れば天皇の安全は保障できないと GHQ に恫喝
（どうかつ）された。この憲法制定経緯は、「ハー
グ陸戦条約」という国際法に違反していた。

※

　GS ＝民政局のおもなメンバーは、占領政策の転換
に反対したメンバーです。総司令官 ダグラス・マッ
カーサー、民政局局長 コートニー・ホイットニー、
局長代理 チャールズ・ケーディス、それにルーズベ
ルトのニューディール政策に参画したニューディー
ラ、日本研究の専門家が何人もいました。

　局長代理のチャールズ・ケーディスは、ユダヤ人で
す。「日本人にあやまりたい～あるユダヤ長老の懺悔」
で明かされています。このなかで、ルーズベルトもユ
ダヤ人であることが明かされています。

　ルーズベルトの祖先は、17 世紀末に異教徒審問が
行われていたスペインからオランダに亡命したユダヤ

人の一群ローゼンカンポに属していました。ローゼンカンポは、その後欧州各地に分散しましたが、ルーズベルトの祖先はオランダに止まり、プロテスタントに改宗しました。スパイになるためだと、「ユダヤ長老」は述べています。

その後、ニューアムステルダムと呼ばれていた現在のニューヨークに移り、大統領に当選します。そのとき、ニューヨークのユダヤ人協会が大規模な祝賀会を開催しています。メタルが鋳造され、表はルーズベルト、裏はダビデの星だったそうです。

ルーズベルトはニューディール政策を実施しますが、そのときのニューディーラのほとんどがユダヤ人でした。

このときのニューディーラの多くが、のちにGHQのGS＝民政局に入って、日本にやってきて、日本の民主化を押し進めたわけです。

GS＝民政局の占領政策には悪意が感じられません。むしろ理想主義の香りがします。本当に抑圧のない民主的な国を作ろうとしたのではないでしょうか。

財閥解体、農地解放、労働組合育成などの基本政策。それに、国民主権、基本的人権の尊重、平和主義、象徴天皇制を定めた日本国憲法も、押しつけられたもの

であり、現在の現実の国際情勢にそぐわないものであり、文章がたどたどしい感じがしますが、貫かれているものは、人類の理想ではないでしょうか。

このような仕事をするのもフリーメイソンだと思います。

『アメリカの鏡・日本』（ヘレン・ミアーズ）

『アメリカの鏡・日本』という本があります。著者はヘレン・ミアーズです。

ヘレン・ミアーズは、1920年代から日米両国が開戦する直前まで東洋史・地政学を研究し、大東亜戦争中は大学で日本社会について講義をしていました。

GHQの諮問機関「労働政策11人委員会」のメンバーとして来日し、戦後の労働基本法の策定に大きな役割を果たしました。

帰国後の1948年（昭和23年）にアメリカで『アメリカの鏡・日本』を出版し、ヘレン・ミアーズから同書を贈られた女性翻訳家原百代は、CIE（民間情報教育局）に日本での翻訳・出版の許可を求めましたが、却下されました。

次におおよその内容をご紹介します。

※

　日本軍による真珠湾攻撃以来、アメリカ人は、「日本人は近代以前から好戦的民族」と信じこまされてきたが、そのようなことはない。前近代までの日本の歴史を振り返ると、同時代のどの欧米諸国と比較しても平和主義的な国家であったといえる。

　開国後、近代化を成し遂げる過程で、日本は、国際社会において欧米先進国の行動に倣い、「西洋の原則」を忠実に守るよう「教育」されてきたのであり、その結果、帝国主義国家に変貌するのは当然の成り行きだった。

　以後の好戦的、侵略的とも見える日本の行動は、欧米諸国の姿を映し出した鏡のようなものである。

　東京裁判などで日本の軍事行動を裁けるほど、アメリカは潔白でも、公正でもない。

　日本が、大戦中に掲げた大東亜共栄圏構想は、アメリカのモンロー主義と同様、見せかけである。見せかけを行うことは、欧米でも認められている。

　戦前・戦中においては、国際政治問題は「道義的かどうか」ではなく、「合法的かかどうか」

が問題とされていたのであり、戦後になって韓国併合や満州事変も含め、道義的責任を追及することは偽善である。

　実際に戦前・戦中の段階で、日本の政策に対して人道的懸念を公式に表明した国は皆無であり、自国の「合法性」を主張する言葉でのみ日本を非難し続けるのは不毛である。

※

　ヘレン・ミアーズがユダヤ人であるかどうか、フリーメイソンであるかどうかを確認することはできませんでした。

　しかし、GHQの諮問機関「労働政策11人委員会」のメンバーとして来日した人の中には、このような本を書く人もいたのです。

GS＝民政局の「民主化」占領政策は
きびしく非難され終焉を迎えた

　マッカーサーと天皇陛下との会談の通訳をしたハーバート・ノーマンは、共産主義者でした。後に「赤狩り」が始まり、自殺しています。

　GHQ内では、ピンカーズ（赤い奴）に対する警戒

が高まったようですが、GS＝民政局の、共産主義とはいえないまでも社会民主主義志向は明らかです。

GS＝民政局が積極的に行った財閥解体、農地解放、労働組合育成は、観点を変えれば、軍閥解体、財閥解体、軍国主義集団の解散、軍国主義思想の破壊といえます。これは、日本の徹底的な民主化政策であるわけですが、見方を変えれば大転換する前の日本占領政策の基軸でもあります。

GS＝民政局は、社会党の片山哲、民主党の芦田均ら革新・進歩主義政党の政権を支え、保守（復古主義）の吉田茂らを嫌っていましたが、片山・芦田両内閣はいずれも短命に終わってしまいました。

昭和電工事件により芦田内閣総辞職、芦田均逮捕となり、GS＝民政局内でも汚職があったということから、参謀第2部＝G2は、吉田茂を首班候補に擁立するよう画策します。

対するGS＝民政局は、民主自由党幹事長の山崎猛を首班候補に擁立するよう働きかけました。そのことを敏感に察知した吉田茂が、これを阻止して、山崎首班工作は頓挫。1948年10月19日に、第2次吉田内閣が成立します。

参謀第2部＝G2の発言力が増し、占領政策は保守

的「非民主的」に大転換。芦田内閣瓦解に伴い、参謀
第2部＝G2内に、社会主義圏に対抗するため、日本
を「反共の砦」にし、日本の再軍備が検討されました。

　GS＝民政局のケーディスは、占領政策の大転換を
阻止するためホワイトハウスの翻意を促すべくアメリ
カに一時帰国するも、その困難さを悟り、日本に戻ら
ずそのまま辞任しました。

　さらに、経済改革のためにアメリカからジョゼフ・
ドッジが招かれ、ドッジによりGS＝民政局の「民主化」
占領政策はきびしく非難され、ニューディーラたちは
事実上失脚し、回復することなくGS＝民政局の終焉
を迎えました。

ディビッド・ロックフェラー、
英国王室は、ホメオパシーを信頼している

船瀬　俊介

病院は病人の大量生産施設

　イスラエルの病院がストライキをしたとき、病人、
死人が増えるどころか、大幅に減少したということを、
すでにご紹介しました。それを証明するエピソードが、

わが国にもあります。

北海道の夕張市で、財政破綻により公立病院が閉鎖するということがありました。

そのとき、同市内の病人は、増えるどころか、減ったのです。

この事実が示していることは、イスラエルでも夕張市でも、病院は病人を治す施設ではなく、病人を増やす施設だということです。

なぜそのようなことになっているのか。メンデルソン博士は、次のように説明しておられます。

「現代医学で評価できるのは1割の救命医療のみ。残り9割は慢性病にはまったく無力。治せないどころか、悪化させ、死なせている」

日本のある自治体で、ガンの集団健診を止めたら、ガン患者が約3分の1に激減したという話もあります。

ロックフェラーは薬を飲まず医者にもかからない

ディビッド・ロックフェラーは、101歳まで生きました。大変な長命です。

なぜ、それほどまでに長生きできたのでしょうか?

それを解明したのが、繰り返しますが、『ロック
フェラーに学ぶ　悪の不老長寿』（ビジネス社）です。

ここでは簡単にひとことで言いましょう。クスリを
飲まなかったからです。

ロックフェラーは、世界の製薬利権で巨万の富を築
きました。そのディビッド・ロックフェラーおよびロッ
クフェラー一族は、クスリを飲まなかったばかりではあ
りません。

医薬品は医師が処方するものなので、医者にもかか
らなかったということです。

では、ロックフェラー一族は、病気になったとき、
どうしていたのでしょうか？

ホメオパシーの医師にはかかっていたようです（ホ
メオパシーについては、後に詳しく見ます）。

ロックフェラー一族に、水道の水も飲まないという
話もあります。

なぜならば、彼らは水道水にフッ素など悪いもの入
れた張本人だからです。

それでは外出するときには、どうしていたか？

水筒を持参していたそうです。それに、外食もでき
るだけしないようにしていたようです。

家での食事は、農薬を使わない専用の農場でオーガ

ニック栽培した食材を使っているそうです。

英国王室は、ほとんどがフリーメイソンで、専属のホメオパス医師がついている

　英国王室は、昔からそのほとんどがフリーメイソンですが、病気になったときは普通の病院には行かずに、ホメオパス医師を呼んでいる。英国王室に一人一人に、マンツーマンで、自然療法のホメオパス医師が専属でついているといいます。

　英国でホメオパシー医療が保険適応外になりそうな運動が起きたとき、精力的にホメオパシーを擁護したのは、チャールズ皇太子でした。

　そのため、英国ではいまもオメオパシーは保険適応となっています。

　ポール・マッカートニーも、「レメディがなくちゃ、どこへも出かけられない」というくらい、ホメオパシーを信頼していて、ヴィーガン（絶対菜食主義者）でもあります。

　ちなみにレメディというのは、ホメオパシーで使う「薬」です。鉱物、植物、動物、病原体などの自然物から作られていますが、「超微量の法則」に基づいて、

高度に希釈されています。ものすごくうすめられているのですが、物質性を抜けば抜くほど「その素材の、形に掴めない、内的力が発揮される」ということで、ほとんどないに等しいのに、大きな効果が発揮されます。

世界でのホメオパシーは？

高村 剛

作家の吉本ばななさん、歌手のサンプラザ中野さん、漫画家の桜沢エリカさん、女優で歌手のともさかりえさんが、日本でホメオパシーを大切に使っておられますね。

世界では、ロックフェラー一族、英国王室、ポール・マッカートニーのほかに、どんな人がホメオパシーを信頼しているのでしょうか。

モネ、ベートベン、リンカーンから、
ベッカム選手、ボルト選手まで　―　船瀬 俊介

リンカーン、ガンジー、クリントン、ブレア氏、

　ホメオパシー医療を信奉するアメリカ人としては、まずエイブラハム・リンカーンですね。ビル・クリントンも、ホメオパシー医療を信頼しています。そのほか、わかっているだけでも９人のアメリカカ合衆国大統領が、ホメオパシー医療を信頼していて、治療に取り入れています。

　アメリカ医師会は、ホメオパシーを陰に陽に弾圧しています。

　アメリカ医師会はロックフェラーの支配下にあり、ホメオパシー弾圧には、ロックフェラーの意志が働いています。ロックフェラー一族はホメオパシー医療を受け入れているのですが……。仕事では弾圧し、私的には愛用しているわけです。呆れ返るハナシではありませんか（笑い）。

　英国にはホメオパシーの王立病院があり、王室御用達のホメオパシー薬局もあります。

　ホメオパシーをかたるとき、ときおりホメオパスと

いう言葉が使われますが、ホメオパスとは、自然治癒力の扉を開くレメディを、数千種類もある中から選び出す人のことです。いわば、ホメオパシー専属の"医師"です。

第73代英国首相、第18代労働党党首のトニー・ブレアさん、サッカー選手のデビッド・ベッカムさんも、ホメオパシーを信頼しています。

ホメオパシーが国家公認の医療になっているインドでは、ほんとうに多くの人がホメオパシーを受け入れています。

インド人で最も有名なマハトマ・ガンジーもホメオパシーを信奉していました。

ウサイン・ボルト、ジョージ・ハリスン、ティナ・ターナー、マレーネ・デートリッヒ、エリザベス・テイラーも

2002年から2017年まで、オリンピックで大活躍をしたジャマイカのウサイン・ボルト選手もホメオパシーを愛用しています。体が故障したときにレメディを使用すると、不安や緊張が解消し、早期回復できるからでしょう。彼の主治医はホメオパシー医学の最高

レベルの医師といわれています。

それに、ホメオパシーのレメディは薬物ではないので、ドーピングになりません。

そのこともスポーツ選手に好まれる理由でしょう。

ウィンブルドン選手権史上最多優勝記録（9勝）のチェコのマルチナ・ナブラチロワもそうです。

チャーリー・パーカーと共に、モダン・ジャズの原型となる「ビバップ」を築いたディジー・ガレスピーは、ビバップとホメオパシーが、人生で出会った「2つの意外な新事実」だといっています。

ポール・マッカートニーは、いうまでもなくビートルズのメンバーでしたが、同じくビートルズのメンバーであったジョージ・ハリスンもホメオパシーを愛用しています。

歌手で女優のティナ・ターナーもそうです。

アメリカのハリウッド・スターとなれば、マレーネ・デートリッヒ、キャサリン・ゼタジョーンズ、エリザベス・テイラー、ナオミ・ワッツ、ジェニファー・アニストン、パメラ・アンダーソンなど、本当に多数です。

ハリウッドセレブたちが、ホメオパシーに傾倒しているのもロックフェラーなど、大富豪の超セレブたち、

つまりフリーメイソンやイルミナティの大物たちが、すべて現代医学を否定し、ホメオパシーを信奉していることを、横目で見て、知っているからです。

モネ、ルノワール、ベートベン、ショパン、ワーグナーも

画家のモネ、ルノワール。

作曲家のベートベン、ショパン、ワーグナーなどもホメオパシーを愛用していたといわれています。

現在フランスの薬局では、医者の処方箋なしでは風邪薬さえ買うことができませんが、ホメオパシーのレメディは気軽に購入できるため、家庭の応急処置用常備薬として、ごく日常的なものであるようです。

フランスの医療全体の30%はホメオパシーともいわれています。

「食べずに」「安静に」していると、たいがいの病気は治ります

検査は受けないようにしましょう。病院やクリニックに行かないようにしましょう。病院やクリニックに

5 クスリを飲まない、医者にかからないロックフェラーを見習おう　161

　行かなければ、アブナイ医薬品を処方されることはありません。

　だからといって、最近ではコンビニでもクスリを買うことができていますが、それも止めましょう。

　わたしは、もう69歳になりますが、髪は黒々、肉体は筋骨隆々で、健康そのものです。それは、検査を受けず、病院にもクリニックにも行かず、クスリものまないからです。

　病気になったときは、食べないで、安静にしています。

　野生の動物は、みんなそれで治しています。

　断食は、最も力のある療法なのです。ファスティング療法と呼ばれています。

　古代ヨガの教えにも「断食は、万病を治す妙法である」とされています。

　食べないだけで、病気もケガも治る。

　これ以上、安価でかんたんな治療法はないでしょう。

　万病の元は"体毒"なのです。インプットである食事を断てば、アウトプット（排泄）のみとなり、"体毒"はすみやかに排毒されるのです。

　ヨガや東洋医療では、ずっと昔から断食は病を治す"妙法"であるとされてきました。

それがいまでは、"メスの要らない手術"だと欧米で注目を集め、その排毒効果が絶賛されています。

　『TIMES』誌は「断食は、ガンと戦う最良の方法」と絶賛しました。

　それはガンが"体毒"の塊であるからにほかなりません。血液が汚れて敗血症を発症し、急死するのを防ぐために、"体毒"を一ヶ所に集めて血液を浄化する目的で発生したのがガンなのです。

　ガンの第二の目的は、患者を延命させることです。敗血症で、わずか数日で死亡するところを、数か月、数年と延命させてくれるガンはありがたい存在なのです。

未来を救う第二の新しい医療「波動医学」

　私は、現代医学、現代医療のあまりのひどさに、耐えがたい怒りと悲しみをおぼえ、仲間たちと「新医学宣言」を呼びかけています。

　「新医学宣言」には、２本の柱があります。

　一つは「断食」（ファスティング）です。

　一つは「波動」（バイブレーション）です。

　詳細は『未来を救う「波動医学」』（共栄書房）に

まとめましたので、ぜひ、読んでください。

波動医学は、生命の根本理論に根差しています。そこには、万病を治すヒントがあります。

あらゆる組織、器官、臓器には、固有周波数があるという真理を、波動医学は捉えています。それは「ソルフェジオ周波」と呼ばれています。

受精卵がさまざまな器官に分化し、一個の生命体となるメカニズムは、これまで解明されていませんでした。しかし、卵が分割した胚細胞に、各組織、器官、臓器の固有周波数の刺激を与えれば、胚胞は、その組織、器官、臓器に変化、成長していくことを、波動医学は解きあかしました。生命の神秘と謎の扉を波動医学は開いたのです。

それは、傷が自然に治るメカニズムに似ています。

傷ができると、まず切り傷の面に神経細胞ネットワークが形成されます。その一次波動刺激で傷口の体細胞は万能細胞にもどります。

次に二次治癒の各々異なる周波数が流れ、万能細胞は、その刺激で、皮膚、肉、神経、骨、血管……などの組織、器官の体細胞に変化していきます。

そうして、切り傷は完全に自然治癒するのです。

現代医学は、ウィルヒョウ以来「自然治癒力は存在

しない」という盲信に支配されてしまったようです。
だから、こんなかんたんな事実にすら、知らないし、
理解できないのです。

　「生命」の原理をまったく理解していない！

　それが現代医学の悲しい惨状なのです。

　「生命」の原理が、まったく分かっていない現代医
学に、患者の命が救えるわけがない。

　それどころか誤った〝治療〟で、患者を苦しめ、死
なせて（殺して）いる！

　「医療の９割が地上から消えれば、人類は間違いな
く健康になれる」と主張した故メンデルソン博士は、
まったく正しかったのです。

　「現代医学の神は死に神であり、病院はその教会で
ある」（メンデルソン博士）。

　つまり、「有料人間屠殺場」です。

　なんと、おぞましくも悲しい現実でしょう。

　……目覚めてください。

　どうかシンプルに、ナチュラルに生きてください。

　よい情報を交換し、力を合わせて、明るい未来を築
きましょう。

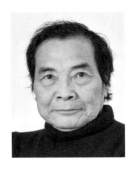

医療・環境ジャーナリスト　船瀬俊介

　『買ってはいけない』が200万部の大ベストセラーに、『抗がん剤で殺される』が一大センセーションを巻き起こす。独特の語りで、現代医療の矛盾と問題点に鋭くメスを入れる。

　1950年福岡県生まれ。九州大学理学部を経て、早稲田大学第一文学部に入学。日本消費者連盟に出版・編集スタッフとして参加後、独立。温暖化などの地球環境問題、シックハウスなど健康問題、さらに文明論的視点から建築・医療・健康・食品の鋭い批評を展開、評論・執筆・講演活動を行っている。
　近著として、『老人病棟』（興陽館）、『日本の真相３』

（成甲書房）、『〈暮しの手帖〉をつくった男』（イースト・プレス）、『できる男のメンタルコンディショニング』（主婦の友社）、『〈暮しの手帖〉をつくった男』（イースト・プレス）、『できる男のメンタルコンディショニング』（主婦の友社）、『年をとってもちぢまないまがらない』（興陽館）、『できる男は金を呼ぶ！』（主婦の友社）、『健康寿命120歳説』（三五館）、『ロックフェラーに学ぶ悪の不老長寿』（ビジネス社）、『未来を救う「波動医学」』（共栄書房）、『まちがいだらけの老人介護』（興陽館）、『維新の悪人たち』（共栄書房）、『元気になりたきゃ、お尻をしめなさい』（日本文芸社）、『60（カンレキ）すぎたら本気で筋トレ！』（興陽館）、『リニア亡国論』（ビジネス社）、『肉好きは8倍心臓マヒで死ぬ』（共栄書房）、『世界に広がる「波動医学」』（共栄書房）、『牛乳のワナ』（ビジネス社）など300冊以上。

　クスリ漬けの現代医療からの脱却、伝統医療の復活【新医学宣言】を声高らかに訴えている。

【船瀬俊介ＨＰ】
http://funase.net/（メルマガ配信中）

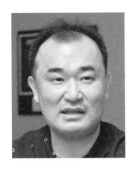

　本来、医療とは「根本的に治る！」それ以外はない。病院に行かなくてもすむ状態になることが治癒であり、それ以外はないのである。

　毎年、医原病や医療システムによって数十万人が死んでいることを皆さんはご存知でしょうか？

　医師の間で知られている有名な逸話に「99％の医者は、自分がガンになった時に抗がん剤治療しない」というのがある。

　これが何を意味するかを理解しなければならない。

　近代医療ほど毒を扱い、人を死に至らしめる仕事はない。

　かつて当院にいた薬科大卒のスタッフが、次のように言っていた。

「人に毒を与えると、どんな反応を起こすかを調べ

学ぶ場が薬学部である」

　毒を与えた結果が鎮痛剤なら痛みを感じなくなる。精神薬なら、狂ってしまい、悩みがなくなり、ストレスも感じなくなる。

　私は、最近保険診療からは遠ざかっておりますが、日本において基本中の基本である「健康保険」について語らせて頂きます。

　健康保険は、なんとかながらく通院していただき、長くお金が入って来るのが望ましいという、まさに治さないことを助長するシステムになってしまっている。

　医療の大半は治療を受けるだけで悪化するか、自然治癒を止め（遅らせ）慢性化させられてしまう。だから、近代医療は慢性病にはまったくと言っていいほど無力である。救急医療については力がある。

　それは人々のわがままと並列している。人々は自分の症状が全部なくなって、何も感じない状態にならない限り、満足できない生き物だからだ。逆の言い方をすれば、そうでもないとおかしいと思うくらい社会に刷り込まれ、洗脳されている。

皆さんが感じている症状は、体のサインであり、正常の証であって、そのサインに従えば薬などに頼らなくても良くなるのは、生物として当たり前のことである。

　風邪をひいたら熱が出て、鼻水が出て、咳をする。体内に入ったウイルスを死滅させるために熱を出し、ウイルスを外に追いやるために鼻水を出し、咳をするのである。

　熱、鼻水、咳は、たしかに嫌なものだが、風邪をひいたときには止めてはいけないものである。

　医療における保険の真の価値は、どこにあるのか。

　命にかかわる、近代医学が役にたつ10数パーセントにだけ、保険が効けばよいのではないか。

　〒105-0001　東京都港区虎の門5-11-12

　虎の門ACTビル2階

　医療法人社団　高村歯科医院

　理事長　高村　剛

　電話　03-5777-6866

悪の巨星墜つ D・ロックフェラー

2019 年 7 月 20 日　初版第 1 刷発行
著　者　船瀬俊介
　　　　高村剛
発行所　ICI（アイシーアイ出版）
　　　　東京都豊島区千早 3-34-5
　　　　TEL & FAX 03-3972-8884
発売所　星雲社
　　　　郵便番号 112-0005　東京都文京区水道 1-3-30
　　　　TEL03-3868-3275　FAX03-3868-6588
印刷・製本所　モリモト印刷
© Sunsuke Funase　Tuyoshi　Takamura
　ISBN978-4-434-26334-7　C0077
定価はカバーに表示してあります。